国家出版基金项目
NATIONAL PUBLICATION FOUNDATION

中国中药资源大典
——中药材系列

中药材生产加工适宜技术丛书

中药材产业扶贫计划

酸枣仁生产加工适宜技术

总 主 编　黄璐琦

主　　编　郑玉光

副 主 编　刘爱朋　谢晓亮　裴 林

中国医药科技出版社

内 容 提 要

《中药材生产加工适宜技术丛书》以全国第四次中药资源普查工作为抓手，系统整理我国中药材栽培加工的传统及特色技术，旨在科学指导、普及中药材种植及产地加工，规范中药材种植产业。本书为酸枣仁生产加工适宜技术，包括：概述、酸枣药用资源、酸枣仁栽培技术、酸枣仁药材质量评价、酸枣仁现代研究与应用等内容。本书适合中药种植户及中药材生产加工企业参考使用。

图书在版编目（CIP）数据

酸枣仁生产加工适宜技术 / 郑玉光主编 . — 北京：中国医药科技出版社，2018.3

（中国中药资源大典 . 中药材系列 . 中药材生产加工适宜技术丛书）

ISBN 978-7-5067-9920-1

Ⅰ . ①酸… Ⅱ . ①郑… Ⅲ . ①酸枣仁汤－中药加工 Ⅳ . ① R282.71

中国版本图书馆 CIP 数据核字（2018）第 013180 号

美术编辑 陈君杞

版式设计 锋尚设计

出版　中国医药科技出版社

地址　北京市海淀区文慧园北路甲 22 号

邮编　100082

电话　发行：010-62227427　邮购：010-62236938

网址　www.cmstp.com

规格　710×1000mm　$^1/_{16}$

印张　6$^1/_2$

字数　57 千字

版次　2018 年 3 月第 1 版

印次　2018 年 3 月第 1 次印刷

印刷　北京盛通印刷股份有限公司

经销　全国各地新华书店

书号　ISBN 978-7-5067-9920-1

定价　18.00 元

中药材生产加工适宜技术丛书

—— 编委会 ——

总 主 编 黄璐琦

副 主 编 （按姓氏笔画排序）

编　　委 （按姓氏笔画排序）

学术秘书 程　蒙

序

我国是最早开始药用植物人工栽培的国家，中药材使用栽培历史悠久。目前，中药材生产技术较为成熟的品种有200余种。我国劳动人民在长期实践中积累了丰富的中药种植管理经验，形成了一系列实用、有特色的栽培加工方法。这些源于民间、简单实用的中药材生产加工适宜技术，被药农广泛接受。这些技术多为实践中的有效经验，经过长期实践，兼具经济性和可操作性，也带有鲜明的地方特色，是中药资源发展的宝贵财富和有力支撑。

基层中药材生产加工适宜技术也存在技术水平、操作规范、生产效果参差不齐问题，研究基础也较薄弱；受限于信息渠道相对闭塞，技术交流和推广不广泛，效率和效益也不很高。这些问题导致许多中药材生产加工技术只在较小范围内使用，不利于价值发挥，也不利于技术提升。因此，中药材生产加工适宜技术的收集、汇总工作显得更加重要，并且需要搭建沟通、传播平台，引入科研力量，结合现代科学技术手段，开展适宜技术研究论证与开发升级，在此基础上进行推广，使其优势技术得到充分的发挥与应用。

《中药材生产加工适宜技术》系列丛书正是在这样的背景下组织编撰的。该书以我院中药资源中心专家为主体，他们以中药资源动态监测信息和技术服务体系的工作为基础，编写整理了百余种常用大宗中药材的生产加工适宜技术。全书从中药材

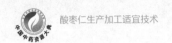

的种植、采收、加工等方面进行介绍，指导中药材生产，旨在促进中药资源的可持续发展，提高中药资源利用效率，保护生物多样性和生态环境，推进生态文明建设。

丛书的出版有利于促进中药种植技术的提升，对改善中药材的生产方式，促进中药资源产业发展，促进中药材规范化种植，提升中药材质量具有指导意义。本书适合中药栽培专业学生及基层药农阅读，也希望编写组广泛听取吸纳药农宝贵经验，不断丰富技术内容。

书将付梓，先睹为悦，谨以上言，以斯充序。

中国中医科学院 院长

中 国 工 程 院 院士 张伯礼

丁酉秋于东直门

总　前　言

中药材是中医药事业传承和发展的物质基础，是关系国计民生的战略性资源。中药材保护和发展得到了党中央、国务院的高度重视，一系列促进中药材发展的法律规划的颁布，如《中华人民共和国中医药法》的颁布，为野生资源保护和中药材规范化种植养殖提供了法律依据；《中医药发展战略规划纲要（2016—2030年）》提出推进"中药材规范化种植养殖"战略布局；《中药材保护和发展规划（2015—2020年）》对我国中药材资源保护和中药材产业发展进行了全面部署。

中药材生产和加工是中药产业发展的"第一关"，对保证中药供给和质量安全起着最为关键的作用。影响中药材质量的问题也最为复杂，存在种源、环境因子、种植技术、加工工艺等多个环节影响，是我国中医药管理的重点和难点。多数中药材规模化种植历史不超过30年，所积累的生产经验和研究资料严重不足。中药材科学种植还需要大量的研究和长期的实践。

中药材质量上存在特殊性，不能单纯考虑产量问题，不能简单复制农业经验。中药材生产必须强调道地药材，需要优良的品种遗传，特定的生态环境条件和适宜的栽培加工技术。为了推动中药材生产现代化，我与我的团队承担了农业部现代农业产业技术体系"中药材产业技术体系"建设任务。结合国家中医药管理局建立的全国中药资源动态监测体系，致力于收集、整理中药材生产加工适宜技术。这些适宜技术限于信息沟通渠道闭塞，并未能得到很好的推广和应用。

本丛书在第四次全国中药资源普查试点工作的基础下，历时三年，从药用资源分布、栽培技术、特色适宜技术、药材质量、现代应用与研究五个方面系统收集、整理了近百个品种全国范围内二十年来的生产加工适宜技术。这些适宜技术多源于基层，简单实用、被老百姓广泛接受，且经过长期实践、能够充分利用土地或其他资源。一些适宜技术尤其适用于经济欠发达的偏远地区和生态脆弱区的中药材栽培，这些地方农民收入来源较少，适宜技术推广有助于该地区实现精准扶贫。一些适宜技术提供了中药材生产的机械化解决方案，或者解决珍稀濒危资源繁育问题，为中药资源绿色可持续发展提供技术支持。

本套丛书以品种分册，参与编写的作者均为第四次全国中药资源普查中各省中药原料质量监测和技术服务中心的主任或一线专家、具有丰富种植经验的中药农业专家。在编写过程中，专家们查阅大量文献资料结合普查及自身经验，几经会议讨论，数易其稿。书稿完成后，我们又组织药用植物专家、农学家对书中所涉及植物分类检索表、农业病虫害及用药等内容进行审核确定，最终形成《中药材生产加工适宜技术》系列丛书。

在此，感谢各承担单位和审稿专家严谨、认真的工作，使得本套丛书最终付梓。

希望本套丛书的出版，能对正在进行中药农业生产的地区及从业人员，有一些切实

的参考价值；对规范和建立统一的中药材种植、采收、加工及检验的质量标准有一

点实际的推动。

2017年11月24日

前　言

　　酸枣仁为鼠李科植物酸枣的干燥成熟种子，味甘、酸，性平，具有养心补肝、宁心安神等功效，主治虚烦不眠、惊悸多梦等症，是中医养心安神的要药，且为药食两用品，具有多种药用价值和良好的保健作用，此外，酸枣的果肉、枣壳、枣花、枝干等也都有很大的潜在利用价值，值得我们去积极开发利用。

　　酸枣仁的来源植物在历史上一度出现过混乱，产地、药用部位、炮制方法以及对于功效的认识也发生了很多变迁。利用现代科学技术，现代的中药学、植物学著作对酸枣仁原植物进行了科学分类，认定酸枣仁来源于鼠李科植物酸枣*Ziziphus jujuba* Mill. var. *spinosa* (Bunge) Hu ex H.F.Chou的干燥成熟种子。酸枣对环境的适应能力较强，在我国的北方山区广泛生长，其中主要分布于河北、辽宁、山东、山西、陕西等省，现今酸枣大多为野生品种，虽资源广泛，但破坏较为严重，且野生酸枣的产量、质量又极易受天气、病虫害等自然因素的影响，在市场上，由于历史源流变迁和利润等因素的影响，以伪品、次品充当酸枣仁正品的现象屡见不鲜。因此，把握酸枣的生长发育规律、发展适宜的栽培种植技术显得愈发关键，对于酸枣仁真伪及质量鉴别技术的掌握也越来越重要。同时，随着人们生活节奏的加快，失眠、焦虑等问题日益困扰着人们的健康，酸枣仁养心安神的功效则备受人们的关注，这些都促使着我们对酸枣进行更加广泛而深入的研究。

　　为推动中药材规范化种植，促进中药资源与精准扶贫融合，保护中药资源可持续发展，进一步开发利用酸枣的潜在价值，向读者提供准确、清晰、全面的参考资料，本书本着实事求是的原则，通过大量的实地调查和实验研究，同时归纳整理酸枣仁的研究发展现况，从药用资源、栽培技术、药材质量、现代研究应用四大方面，对酸枣仁的生长发育、栽培种植、质量评价、市场动态及研究应用进行了较为全面的介绍，尤其对于酸枣的生物学特性、生态适宜分布区域与适宜种植区、繁育栽培技术、质量评价等方面展开了深入而广泛的实地调查和实验研究，进行了完整而详尽的阐述，并将一部分信息以图表形式进行说明，从而使本书更满足于基层人员的学习参考需要。本书适合普通群众、药农、基层农业技术人员等学习应用，也可供中药学、中药资源与开发、中草药栽培与鉴定等相关专业人员参考。

　　本书在编写过程中，为保证编写准确和详尽，编者进行了大量的实地调查，查阅了大量的文献资料，得到了一些业内权威人士的指点和支持，从中得到了许多有益的启迪，在此谨向有关人士表示衷心的感谢。

　　由于作者水平有限，本书存在的不足之处或错误在所难免，敬请广大读者及业内同仁批评指正。

编者

2017年10月

目　录

第1章

概　述

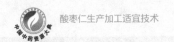

酸枣仁是鼠李科（Rhamancea）植物酸枣（*Ziziphous jujuba* Mill. var. *Spinosa*（Bunge）Hu ex H. F. Chow）的干燥成熟种子，别名枣仁，酸枣核。秋末冬初之际采收成熟果实，除去果肉和核壳，收集种子，晒干。酸枣仁味甘、酸，性平，归肝、胆、心经，具有养心补肝、宁心安神、敛汗生津等功效，为中医养心安神之要药。主治虚烦不眠，惊悸多梦，体虚多汗，津伤口渴等症。

现代研究表明，酸枣仁含有脂肪酸、黄酮、皂苷、生物碱、多糖、氨基酸及微量元素等有效成分，具有镇静催眠、抗惊厥、保护心血管、增强免疫力、增强记忆力、抗脂质过氧化等药理作用。

酸枣主要分布于我国北方地区河北、辽宁、山东、山西、陕西等地，其中，酸枣仁以河北邢台地区产量大且质优效价，为道地药材，习称"邢枣仁"。而酸枣大都为野生品种，虽资源分布广泛，但破坏较严重，且野生酸枣的产量极易受到天气、病虫害等自然因素影响，面对日益增长的需求量，如何掌握酸枣的种植技术也尤为关键。另外，酸枣树一身是宝：酸枣仁是贵重中药材；果肉可做果酱和饮料；枣壳可做活性炭；枣花是最好的蜜源；酸枣枝干木质坚硬、耐磨，是制作农具的好材料，所以对酸枣树的进一步开发利用具有深远的意义。

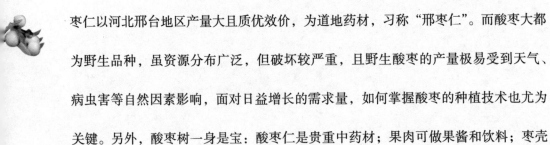

第2章

酸枣药用资源

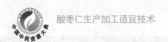
一、形态特征及分类检索

酸枣仁为鼠李科植物酸枣*Ziziphous jujuba* Mill. var. *Spinosa*（Bunge）Hu ex H. F. Chow的干燥成熟种子。

1. 植物形态特征

酸枣常为落叶灌木，或为小乔木，高1~4m；树皮褐色或灰褐色；有长枝，短枝和无芽小枝（即新枝）比长枝光滑，紫红色或灰褐色，呈之字形曲折，具2个托叶刺，长刺可达3cm，粗直，短刺下弯，长4~6mm；短枝短粗，矩状，自老枝发出；当年生小枝绿色，下垂，单生或2~7个簇生于短枝上。叶互生，纸质，叶片呈椭圆形至卵状披针形，长1.5~3.5cm，宽0.6~1.2cm，顶端钝或圆形，稀锐尖，具小尖头，基部稍不对称，近圆形，边缘具细锯齿，上面深绿色，无毛，下面浅绿色，无毛或仅沿脉多少被疏微毛，基生三出脉；叶柄长1~6mm，或在长枝上的可达1cm，无毛或有疏微毛；托叶刺纤细，后期常脱落。花黄绿色，两性，5基数，无毛，具短总花梗，2~3朵簇生于叶腋；花梗长2~3mm；萼片卵状三角形；花瓣倒卵圆形，基部有爪，与雄蕊等长；花盘厚，肉质，圆形，5裂；子房下部藏于花盘内，与花盘合生，2室，每室有1胚珠，花柱2半裂。近球形或短矩圆形，直径0.7~1.2cm，成熟时红色，后变红紫色，具薄的中果皮，味酸，核两端钝，2室，具1或2种子，果梗长2~5mm；种子扁椭圆形，长约1cm，宽8mm。花期5~7月，果期8~9月。见图2-1至2-4。

2. 检索表

枣属植物为落叶或常绿乔木，或藤状灌木；枝常具皮刺。叶互生，具柄，边缘具齿，或稀全缘，具基生三出、稀五出脉；托叶通常变成针刺。花小，黄绿色，两性，5基数，常排成腋生具总花梗的聚伞花序，或腋生或顶生聚伞总状或聚伞圆锥花序；萼片卵状三角形或三角形，内面有凸起的中肋；花瓣具爪，倒卵圆形或匙形，

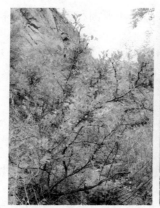 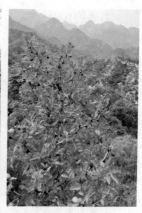

图2-1　酸枣植株　　　　图2-2　酸枣枝干

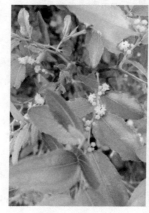 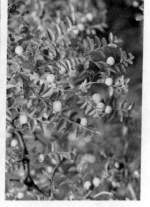

图2-3　酸枣花　　　　　图2-4　酸枣果实

有时无花瓣，与雄蕊等长；花盘厚，肉质，5或10裂；子房球形，下半部或大部藏于花盘内，且部分合生，2室，稀3～4室，每室有1胚珠，花柱2，稀3～4浅裂或半裂，稀深裂。核果圆球形或矩圆形，不开裂，顶端有小尖头，基部有宿存的萼筒，中果皮肉质或软木栓质，内果皮硬骨质或木质，1～2室，稀3～4室，每室具1种子；种子无或有稀少的胚乳；子叶肥厚。

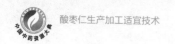

本属约100种，主要分布于亚洲和美洲的热带和亚热带地区，少数种在非洲和两半球温带也有分布。我国有12种，3变种，除枣和无刺枣在全国各地栽培外，主要产于西南和华南。

酸枣仁基原植物及其近缘植物分类检索表

1 腋生聚伞花序；核果无毛，内果皮厚，硬骨质，不易砸破。

  2 总花梗极短，长不超过2mm或近无总花梗。

    3 叶下面无毛或近无毛，或仅基部脉腋被毛；具2刺，长刺常在1cm以上，稀达3cm；核果大，直径1.2～3cm（除酸枣和龙爪枣外）。

      4 当年生枝通常2～7个簇生于矩状短枝上；花梗、花萼无毛；核果矩圆形或长卵圆形，中果皮厚肉质。

        5 核果大，直径1.5～2cm，味甜；核两端尖。

          6 枝具刺 ································· **1. 枣 *Ziziphus jujuba* Mill.**

          6 枝无刺 ········**1a. 无刺枣 *Ziziphus jujuba* Mill. var. *inemmis* (Bunge) Rehd.**

        5 核果小，直径在1.2cm以下，味酸，核两端钝。

          7 枝直立，不扭曲，具刺 ······························

          ······ **2. 酸枣 *Ziziphous jujuba* Mill. var. Spinosa (Bunge) Hu ex H. F. Chow**

          7 枝扭曲，无刺 ·············· **3. 龙爪枣 *Ziziphus jujuba* Mill. cv. Tortuosa**

4 小枝无短枝；花梗、花萼被毛；核果球形或倒卵球形，中果皮薄，不为肉质。

8 叶小，单生或2～3叶簇生，长2～4cm，宽1.5～3cm，顶端钝或圆形；核果小，圆球形，直径1.2～1.5cm，基部不凹陷 ……………………………………………………………………… **4. 蜀枣 Ziziphus xiangchengensis Y. L. Chen et P. K. Chou**

8 叶较大，单生，长5～12.5cm，宽3～5.5cm；核果大，直径1.8～3cm，基部凹陷。

9 幼枝无毛；叶卵状披针形，顶端长渐尖；核果的内果皮、中果皮厚，基部边缘增厚 ……………………………… **5. 大果枣 Ziziphus mairei Dode**

9 幼枝和当年生枝被绒毛；叶椭圆形或卵状椭圆形，顶端钝或近圆形；核果的中果皮厚于内果皮，基部边缘不增厚 … **6. 山枣 Ziziphus montana W. W. Smith**

3 叶下面或至少沿脉被毛，枝具长不超过6mm的短刺；核果小，直径不超过1.2cm。

10 小枝无毛；叶柄、花梗和花萼被疏柔毛或稀无毛；叶下面沿脉被疏柔毛；花单生或2～4个排成腋生聚伞花序…………… **7. 毛脉枣 Ziziphus pubinervis Rehd.**

10 小枝、叶柄、花梗和花萼均被密柔毛；叶下面被密绒毛或丝状毛；花多数，排成腋生二歧式聚伞花序。

11 藤本或直立灌木；叶卵状矩圆形或卵状披针形，下部最宽，顶端锐尖或渐尖，下面被锈色或黄褐色丝状毛；核果小，直径5～6mm …………………………………………………………………… **8. 小果枣 Ziziphus oenoplia (L.) Mill.**

11 乔木或灌木；叶矩圆形或椭圆形，稀近圆形，中部最宽，顶端圆形稀锐尖，

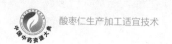

下面被黄色或灰白色密绒毛；核果较大，直径1cm ……………………………

………………………………………… **9. 滇刺枣 *Ziziphus mauritiana* Lam.**

2　总花梗明显，长2～16mm。

　12　藤状或直立灌木，具钩状下弯或1直立另1下弯的刺；叶小，长不超过5cm；总花

　　　梗长2～5mm；核果较小，直径4～5mm，果梗长2～3mm ……………………

　　　……………………………………………**10. 球枣 *Ziziphus laui* Merr.**

　12　乔木，具直刺；叶大，长在5cm以上；总花梗长5～16mm；核果较大，直径

　　　8～10mm；果梗长4～11mm………………… **11. 印度枣 *Ziziphus incurva* Roxb.**

1　由聚伞花序组成的腋生聚伞总状花序或顶生聚伞圆锥花序；核果被毛，内果皮薄，脆

　壳质，易砸破。

　13　灌木或小乔木；叶宽卵形或宽椭圆形，中部宽，下面被锈色或黄褐色密绒毛………

　　　…………………………………………… **12. 皱枣 *Ziziphus rugosa* Lam.**

　13　藤状灌木；叶卵状椭圆形或卵状矩圆形，下部宽，下面沿脉被柔毛或无毛。

　　14　叶下面仅沿脉被锈色密毛或疏柔毛；花无花瓣；核果近球形，长不超过1.5cm，

　　　　初时被密柔毛，后多少脱落…………………**13. 褐果枣 *Ziziphus fungii* Merr.**

　　14　叶下面仅脉腋被簇毛；花有花瓣；核果扁椭圆形，长约2cm，被桔黄色密短柔毛

　　　　………………………………………… **14. 毛果枣 *Ziziphus attopensis* Pierre**

二、生物学特性

1. 生态习性

酸枣树属于落叶灌木，大多分布在海拔1700m以下的地区，适宜于温暖干燥气候，耐碱、耐旱、耐瘠薄，不耐涝，适应性较强。适于向阳干燥的山坡、丘陵、山谷、平原及路旁的砂石土壤栽培，不宜在低洼水涝地种植，常生长于干旱地区的丘陵向阳坡地、路旁及居户附近，常形成灌木丛。野生酸枣树喜阳，一般在陡峭的山坡上比较常见，酸枣树根能不断分蘖，繁殖很快，在干旱的丘陵和山区，是自然绿化的先锋树种。特别适合我国北方地区如河北、陕西、山西、山东等省干旱贫瘠地区发展种植。在实地调查中我们发现，在山坡没有土壤或土壤很少，而岩石较多的情况下，酸枣群落便成为主导群落，在一些被工业矿业甚至是山火毁坏的山地上更是如此，这说明酸枣是一种抗逆性很强的植物。见图2-5至2-6。

2. 种子萌发特性

酸枣种子具有休眠特性，即具有活力的种子在适宜的萌发条件下仍不能萌发，

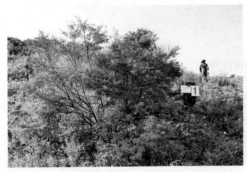

图2-5　酸枣生境

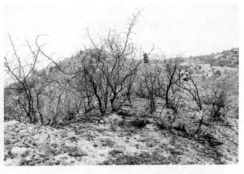

图2-6　大火过后存活的酸枣

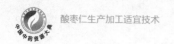

在自然条件下，酸枣种子需在土壤中度过7～8个月才能萌发，这导致酸枣种子繁殖困难。因此，在农业生产中常运用砂藏越冬的方法来提高出苗率或采用赤霉素GA₃浸泡处理种子，可打破酸枣种子的休眠状态，促进种子萌发和幼苗生长。

3. 生长发育特性

酸枣是一种适应性强、喜光、耐干旱的灌木或小乔木。野生酸枣的自然繁殖力强，主要是靠其根茎繁殖，人工播种育苗繁殖的成活率较低。栽培两年后，植株开花、结果，可连续收果数十年。酸枣4月中旬前后萌芽，6～7月开花，9～10月果实成熟。

酸枣的枝条上，每节具有主副芽，主芽位于叶腋的正中，负芽位于主芽的一侧，大多数主芽萌发抽生成"枣股"（结果枝），也可以萌发抽生成"枣头"（即生长枝），也有不萌发的隐芽。酸枣的副芽具有早熟性，当年均要抽生脱落性枝条（即结果枝）或永久性二次枝，甚至三次枝。

酸枣枝条有三种类型：枣头、枣股、脱落性枝。

枣头：即酸枣的生长枝，构成树冠的主要枝条，由主芽萌发抽枝而来。酸枣主芽顶端优势很明显，在其自然生长情况下，往往1个枣头仅顶部1～2个主芽可继续抽生枣头，其下部常形成隐芽。

枣股：酸枣的结果母枝，是一种极短的枝条。一旦形成，就能连续结果数年甚至十几年，枣股年龄在1～2年时结果率高，特别是第二年最高，3～4年时结果能力下降，主要是由于3～4年的枣股往往处于树冠内部，通风透光条件差所致。必须合理的修剪，改善树冠通透性。

脱落性枝：由枣股的副芽形成，脱落性枝大部分为果枝，一般生长细弱，下垂，在冬季脱落。

酸枣花芽形成能力较强，花多。但落花落果现象严重，坐果率低。为提高产量一般采取"开甲"方法解决。即在6月中旬将酸枣树干（离地表20cm处）用快刀环切一周，深达木质部，但不可伤及木质部。这样可以切断主干树皮，阻止养分下运，供给开花、结果需要，达到增产目的。

4. 生长发育规律

通过观察酸枣树一年生育过程大致可分以下几个阶段。

（1）萌芽期 酸枣树发芽在4月上中旬。萌芽规律是枣股芽先萌发，形成枣吊；枣头萌发稍晚，长成树梢；向阳背风处萌芽早于阴坡风口处；幼龄树早于老龄树。

（2）枣吊枣头生长期 枣股萌芽发后，长成枣吊，到4月中下旬开始枣吊伸长，吊需经30～40天长成（每个枣股上长1～7个吊，每个吊上长7～14片叶）。枣头萌芽发后开始伸长，需经40天完成春梢生长过程（由于酸枣枣头发芽不一致，有的枣头芽萌发伸长能延续到7月份形成秋梢）。

（3）现蕾期 4月下旬至5月下旬为集中现蕾期。其规律是：枣吊长出5～7片叶时，在第3至第5片叶腋中出现花蕾，而后随着枣吊伸长，前部和后部叶腋中花蕾出现（因酸枣新梢出现不一致，新梢现蕾也不断出现，可延续到7月中下旬）。

（4）花期 花蕾出现需经10～15天开始开花。初花期5月上旬，盛花期5月下旬至6月上旬，末花期为7月下旬（最晚可达8月上旬，历时为70天）。花期长，座果期

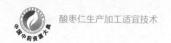

也加长，这样可适应不良气候，增加坐果率。

（5）果实生长期　一朵花从开放授粉子房形成到膨大，需7～10天。子房形成开始座果（但有一部分幼果遇到干旱会变黄自行脱落，如能及时浇水可增加坐果率）。幼果初期膨大很慢，经过5～7天，开始迅速膨大，幼果生长需30天左右。果长成后，转为种子发育阶段。从果实停长到枣核灌满仁需30天，当果皮全部变红为成熟。成熟始期在8月中旬，终期在9月底。

（6）采收、落叶、休眠期　果实采收应在80%的果肉松软后为宜，过早采收种子没有充分成熟而降低出仁率和药用价值。10月下旬开始落叶，11月上旬全部落完，因气候地理位置不一致，落叶早晚也不同。落叶后，进入休眠期，直到第二年春天发芽。

三、地理分布

1. 产区分布

酸枣为鼠李科枣属*Ziziphus adans*植物，该属全世界约有100种，主要分布于亚洲和美洲的热带及亚热带地区，少数种分布在非洲及两半球温带地区。在我国产12种3变种，其中药用3种。《中国药典》收载2种，即枣*Ziziphus jujuba* Mill.和酸枣*Ziziphous jujuba* Mill. var. *Spinosa*（Bunge）Hu ex H. F. Chow。另外，滇刺枣（滇酸枣）*Z.mauritiana* Lam.在我国部分地区药用其树皮，有消炎生肌之功效，用以治疗烧伤。而酸枣大都为野生品种，资源分布广泛，在我国主要分布于长江以北地区，范围在北纬23°～43°之间，河北平山、井陉、赞皇、灵寿、元氏、行唐、内丘、沙河、邢台、临城、平泉、宽城、兴隆、迁安、迁西、遵化、抚宁、青龙、卢龙、阜平、涞源、涉县、武安、张家口等地，山东胶南、黄县、莱阳、莱芜、淄川、五莲、招远、牟平、邹县、嘉祥、泗水、微山、新泰、肥城、沂源、日照、莒县、沂南、济南、莒南等地，辽宁辽阳、绥中、建昌、凌源、朝阳、盖县（营口市）、海城等地，河南浚县、淇县、林县、济源、鹤壁、宜阳、卢氏、栾川、嵩县、淅川等地，陕西宜君、耀县（铜川市）、延长、延川、洛川、宜川、富县、永寿、彬县、凤翔等地，甘肃合水、庆阳、华池、正宁、武都、宕昌等地，北京昌平、平谷、怀柔、密云、延庆、房山、海淀、门头沟等地，山西蒲县、襄垣、沁县、永和、吉县、石楼、交城、阳城、高平、壶关、平顺等地，天津的蓟县，湖北的宜城、襄阳等均为酸枣产地。另外内蒙古、宁夏、安徽、江苏等省（自治区）也有分布。四川、湖南、安徽等省曾引种栽培。以河北邢台和辽宁朝阳地区产量大且质优，最为著名。

2. 产地变迁

酸枣仁的使用历史较为久远，从汉代起便有关于酸枣产地的记载。

汉《名医别录》记载："酸枣，生河东川泽。"河东指山西，川泽泛指江河湖泊。

蜀《蜀本图经》描述："今河东及滑州，以其木为车轴及匙箸等，木甚细理而硬，所在有之。八月采实，晒干。"滑州指今河南滑县一带。

唐《本草拾遗》载："蒿阳子曰，余家于滑台，今酸枣县，即滑之属邑也，其地名酸枣焉。"滑台今河南滑县，酸枣县今河南延津县。

宋《本草图经》云："酸枣，今近京及西北州郡皆有之，野生多在坡坂及城垒间。"

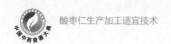

明《救荒本草》记载："出河东川泽，今城垒坡野间多有之。"

民国《药物出产辨》载："产直隶顺德府、山东济宁府，其产于邢台者最为悠久，奉为道地，称邢枣仁。"

酸枣资源分布广泛，主要产于河南、山西、山东、河北等长江以北地区，但其道地产区已从河南滑县变迁到河北邢台、山东济南等地。据《内邱县志》记载，邢枣仁加工始于清朝时期，主要原料是酸枣，酸枣资源主要分布在太行山一带，而柳林乡正处于太行山中心位置，酸枣资源丰富，质量上乘。目前，河北省为我国最大的酸枣仁加工集散地，产出量占全国酸枣仁产量的77%；山东省的酸枣仁产出量占全国产量的21%左右；其他地区酸枣仁产出量仅占全国产量的2%左右（图2-7）。

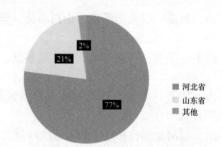

图2-7　酸枣仁各加工集散地产出量占比

四、生态适宜分布区域与适宜种植区

陈士林等将地理信息空间技术与中药栽培学、中药资源学等学科有机融合，得到了酸枣仁的物种地理分布、生物学特性、适宜生长的气候和土壤数据、产地适宜性分析结果。以图表的形式表现酸枣适宜生长的10个生态因子数值（9个气候因子、1个土壤因子）、药材不同生态相似度区域在全国分布图以及在不同省份的适宜区面积，并提出来中药材的生产区划布局。为酸枣的引种栽培及规范化种植提供了科学依据。

1. 生态因子值

选择河北省抚宁县留守营镇；河南省宜阳县盐镇乡；北京市怀柔区长哨营乡；天津市蓟县下营镇；甘肃省宕昌县竹院乡；湖北省襄阳市程河镇；江苏省连云港市云台乡；辽宁省阳县河栏镇；内蒙古自治区赤峰市五三乡；宁夏回族自治区贺兰县虹广镇；山东省莱州市郭家店镇；山西省沁县新店镇；陕西省周至县集贤镇；安徽省萧县马井镇等14个省（区、市）、108县（市）、210个乡（镇）的502个样点。

根据GIS空间分析法得到酸枣主要生长区域生态因子范围：≥10℃积温1598.6～4604.3℃；年平均气温11.8～20.6℃；1月平均气温-13.1～2.4℃；1月最低气温-19.6℃；7月平均气温16.0～27.7℃；7月最高气温31.9℃；年平均相对湿度48.4%～74.2%；年平均日照时数1843～3021小时；年平均降水量191～1024mm；土壤类型以褐土、棕壤、潮土等为主（表2-1）。

表2-1　酸枣主要生长区域生态因子值

主要气候因子数值范围	≥10℃积温/℃	年均温/℃	1月均温/℃	1月最低温/℃	7月均温/℃	7月最高温/℃	年均相对湿度/%	年均日照时数/h	年均降水量/mm
	1598.6～4604.3	11.8～20.6	-13.1～2.4	-19.6	16.0～27.7	31.9	48.4～74.2	1843～3021	191～1024
主要土壤类型	褐土、棕壤、潮土等								

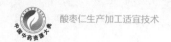

2. 生态适宜性数值分析

根据上述获得的生态因子值范围，利用加权欧式距离法计算得到酸枣生态相似度90%～100%的区域分布图。通过图表可以看出该区分布于河北、山东、陕西、山西、河南、内蒙古、甘肃、辽宁等省（区）（表2-2、图2-8）。

表2-2 酸枣生态相似度90%～100%主要区域

省份	县（市）数	主要县（市）	面积（km²）	比例（%）
河北	151	隆化、丰宁、承德、赤诚、青龙等	160 595.1	86
山东	108	平度、淄博、枣庄、烟台、东营等	149 117.1	97
陕西	97	定边、神木、靖边、吴起、志丹等	142 837.0	69
山西	107	兴县、灵丘、沁心、沁源、盂县等	141 195.7	91
河南	127	卢氏、灵宝、嵩县、栾川、洛宁等	116 672.3	71

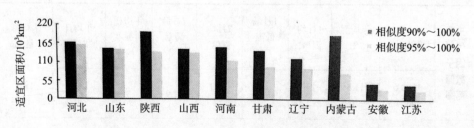

图2-8 酸枣生态相似度90%～100%主要区域面积图

3. 区划与生产布局

酸枣生态相似度为95%～100%区域有河北、山东、陕西、山西、河南等省（区），其中面积较大的区域包括河北省和山东省，分别为160 595.1km²。河北包括隆化、丰宁、承德、赤诚等市（县）；山东包括平度、淄博、枣庄、烟台等市（县）。

根据分析结果，结合酸枣生物学特征，并考虑自然、社会经济条件、药材主产地栽培和采收加工技术建议选择引种栽培研究区域主要以河北、山东、陕西、山西、河南一带为宜。

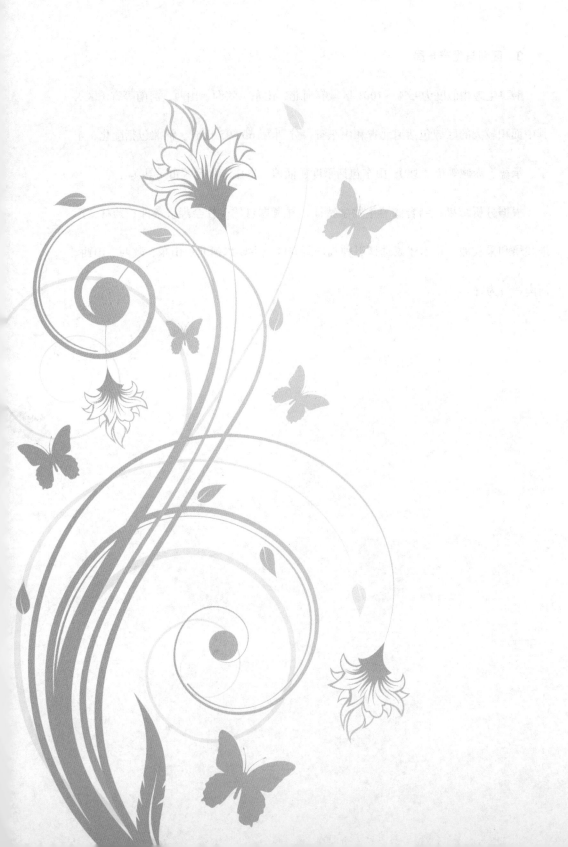

第**3**章

酸枣仁栽培技术

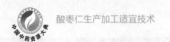
一、种子种苗繁育

1. 繁殖方式

无性繁殖是将优良的老株根部发出的新株连根劈下栽种。种子繁殖以生长健壮、连年结果而产量高、无病虫害的植株的成熟种子作为种植材料。

2. 种子繁殖

酸枣种子具有休眠特性，即具有活力的种子在适宜的萌发条件下仍不能萌发，在自然条件下，酸枣种子需在土壤中度过7～8个月才能萌发，这导致酸枣种子繁殖困难。因此，在农业生产中常运用砂藏越冬的方法来提高出苗率或采用赤霉素GA$_3$浸泡处理种子，可打破酸枣种子的休眠状态，促进种子萌发和幼苗生长。

（1）酸枣核繁殖　酸枣种子的种皮坚硬致密无透性，阻碍种胚萌发，须随采随播，即秋播；而干燥的种子，春播当年只有少数发芽，大部分需要到翌年出苗。所以常用湿砂混拌贮藏，翌年春播，经低温冷冻和潮湿软化后，春播便可萌发。选择生长健壮、连年结果而产量高、无病虫害的优良酸枣树，于9～10月采收成熟的红褐色果实，堆放阴湿处使果肉腐烂，置清水中搓洗后进行秋播。或将种核用清水浸泡2～3天后捞出沥干，选背阴、排水良好的地方挖坑，深度为50～100cm，然后分层铺放种子和湿砂，每层2～4cm，也可把种子与湿砂按1∶4到1∶5的比例（重量比）混匀放置，距离地面30cm时喷淋清水，使种核间填满湿沙，上面再盖10～15cm湿砂，坑口以草席或木板封盖，并培压细土，使坑内温度保持在3～10℃。翌年春天3～4月份，待种核开裂80%左右即可播种。砂藏法存在以下缺点：①酸枣核必须经过砂藏处理；②砂藏湿度不易掌握，水分过大易发生霉烂，湿度小则不发芽；③层积发芽不整齐，发芽后需立即播种，与当时土壤墒情、气候条件不一定相适应；④受时间限制，元旦以后购买酸枣核就错过层积时间，不能育苗；⑤为防止种芽损伤，必须人工播种，加大了劳动强度和投资成本。

（2）酸枣仁繁殖　酸枣仁繁殖即用专用机械把酸枣核打破而基本不伤及种仁，好仁率为90%以上，此方法繁殖事半功倍，不需进行砂藏处理，可用机械播种，省工省时，成本低，发芽率高，出苗整齐，枣苗生长旺盛。

（3）赤霉素（GA_3）促酸枣种子发芽　酸枣种子的休眠现象，即具有活力的种子在适宜的萌发条件下仍不能萌发，这导致酸枣种子繁殖困难，在农业生产中常运用砂藏越冬的方法来提高出苗率，但此方法育苗周期长，程序复杂且条件不易控制。而采用生长调节剂浸种可以打破抑制种子萌发的活性物质，促进种子萌发，是提高育苗效率简单易行的方法。GA_3是一种常用的植物生长调节剂，使用GA_3溶液处理种子，打破种子休眠，对其萌发和幼苗生长均有明显的促进作用。

先将酸枣种子用清水浸泡24小时，机械打破外种皮，放入10%次氯酸钠溶液消毒，用蒸馏水冲洗，然后用100mg/L浓度的GA_3溶液浸泡24小时即可。

3. 分株繁殖

酸枣适应性强，根蘖力强，因此也常用根蘖分株法进行繁殖。选择优良母株，于冬季或春季植株休眠期，距树干15～20cm处挖宽40cm左右的环状沟，深度以露出水平根为准，将沟内水平根切断。当根蘖苗高30cm左右时，选留壮苗培育，沟内施

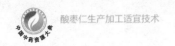

肥填土，再离根蘖苗30cm远的地方开第二条沟，切断与原植株相连的根，促使根苗自生须根，数天后将沟填平，培育1年即可定植。

4. 嫁接繁殖

嫁接繁殖即人们有目的地将一株植物上的枝条或芽，接到另一株植物的枝、干或根上，使之愈合生长在一起，形成新的植株。通过嫁接培育出的苗木称嫁接苗。用来嫁接的枝或芽叫接穗或接芽，承受接穗的植株叫砧木。嫁接繁殖有以下优点：①嫁接苗能保持优良品种接穗的性状，且生长快，树势强，结果早。因此，嫁接繁殖利于加速新品种的推广应用。②可以利用砧木的某些性状如抗旱、抗寒、耐涝、耐盐碱、抗病虫等增强栽培品种的适应性和抗逆性，以扩大栽培范围或降低生产成本。③在果树和花木生产中，可利用砧木调节树势，使树体矮化或乔化，以满足栽培上或消费上的不同需求。④多数砧木可用种子繁殖，故繁殖系数大，便于在生产上大面积推广。嫁接的酸枣生长强壮，产量高，质量好，是改造野生劣质品种的有效办法，另外酸枣还是嫁接大枣的优良砧木资源。

（1）接穗的采集和处理

①接穗的采集　首先确定适宜当地发展的早实、丰产、优质、抗性强的优良品种。在生长健壮、无病虫害的成龄结果母枝上，采集组织充实、芽体饱满的一年生发育枝，取其中上部作接穗。接穗采集时间以2月下旬至3月底为好，采集的接穗20~50根为一捆，随即埋藏于湿砂中备用。

②接穗封蜡　接穗封蜡前要进行剪裁，将接穗剪成单芽或5芽。单芽长5cm，芽

上留1cm，芽下留4cm。若剪成5芽穗（嫁接时可接5株），芽上留1cm，底芽下留4cm。一定数量的接穗剪好后，就可封蜡。当蜡液温度达100～110℃即可蘸蜡。蘸蜡时动作要快，每次蘸蜡时间为1秒。用手拿住接穗的一端，先蘸穗长的2/3，再颠倒过来蘸剩下的1/3。要注意蜡液的温度，温度过高，会烫伤接芽，温度低时蘸蜡过厚，形成裂口不能起到保湿作用。

③接穗贮藏　接穗封蜡后用塑料袋或纸箱装起，低温保管（一般15℃左右），放到窖里或没有阳光直射的室内，地上洒些水，塑料袋不用封口，定期检查，保持室内不干燥，即可保存2～3个月。也可湿砂贮藏，存放时一层接穗一层砂，随嫁接随取用。

（2）嫁接　常用的有插皮接和芽接两种。

①插皮接　也叫皮下接。4月上旬清明前后，枣树树液开始流动时进行。嫁接时，在酸枣砧木嫁接部位，选光滑无疤处锯断，断面要与枝干垂直，再用刀将锯面削光，砧木要求生长健壮，基部直径0.8～2cm。然后在迎风一面的枝皮上，切一垂直切口，把蜡封接穗削成长3～5cm的削面（粗大接穗削面还要长一些，应达8～10cm），在背面削一小削面，并把蜡封的下端削光。接穗厚度0.3～0.5cm，以能插入砧木为标准。插时，接穗大削面对着砧木木质部，尖端正对切缝，手指按紧砧木切口，慢慢插入，使接口不致撑裂。接穗削面要留0.5～1cm在外面，叫"露白"，有利于愈合。然后用塑料薄膜条，将切口和接穗全部包好，最后用塑料袋套好扎牢。接穗萌芽后，将捆扎物或所培的土及砧木萌芽轻轻除去，加速接穗生长。

②芽接嫁接法　从5月中旬至8月下旬，凡皮层能够剥离时均可进行，芽接接穗必须随采随用，接穗采下后随即剪去二次枝和叶片。基部浸入水中防止枯萎，最好当天采当天接。在接穗上方0.5cm处横切一刀，再从其下方1cm处向上斜削，即有一个带有木质部的盾形的芽片。在砧木距地面约5cm的光滑处，切成T字形的切口，切口横长1cm，纵长1.5cm，然后用刀把T字形切口交叉处轻轻向两侧拨开，将芽片插入，使横切口相互对齐。接芽嵌入切口后，立即用塑料条绑扎，绑扎时由上至下一圈压一圈适当绑紧，仅将接芽露在外面。芽接在嫁接后一周左右，接穗开始萌芽，要及时除萌，并做好树盘清理和松土除草工作。当嫁接苗高达30cm时，要及时解除绑扎材料，并绑缚支撑物，提高防风能力。当苗高80~100cm时，要摘心打顶，控制营养生长，促进分枝和生殖生长。

5. 扦插繁殖技术

酸枣采用生长素处理后，嫩枝、硬枝扦插均可生根。

（1）嫩枝扦插繁殖技术　在7月初采集半木质化插穗长12cm，带2~3对芽节，用ABT1、ABT2和IBA分别配置成100、200、500mg/kg浓度溶液，分别浸穗6小时、8小时和5分钟，然后插入细砂基质中，使生根发芽，待长成完整植株后再进行栽植。

（2）硬枝扦插繁殖技术　在秋末冬初，酸枣落叶休眠后，剪一年生枝条，放窖或冰箱内保湿贮藏，翌年春天冬芽萌动前取出，剪成长12~15cm，含2、3对芽节的插穗，使下端切口紧靠节处，用IBA、ABT1和ABT2生长素处理均可生根。

6. 组织培养快繁技术

（1）培养基设置　诱导基本培养基采用1/2MS培养基，增殖基本培养基采用MS培养基，生根基本培养基采用1/2MS培养基，每种培养基附加不同配比的6-BA，NAA和IBA，蔗糖25g/L，琼脂7g/L（生根培养基琼脂6.5g/L），pH值为6.0。

（2）培养条件　培养物置于光照培养箱内，培养温度为（25±2）℃，培养湿度为70%～80%，光照强度为2000 lx，光照时间为12小时/天。

（3）消毒方法　于超净工作台上将外植体切割成适当大小，放于灭过菌的小瓶内，先用浓度70%乙醇溶液消毒30秒后分别用0.1%升汞消毒15分钟，浓度为2%的次氯酸钠消毒15分钟，无菌水冲洗4次。酸枣枝条消毒后切取带1～2个腋芽大小茎段，垂直插到培养基上。

（4）培养方法

①诱导培养　采用1/2MS培养基，附加1.0mg/L的6-BA，0.2mg/L的NAA，将经过预处理的枝条转入诱导培养基中，培养约30天。

②增殖培养　采用MS培养基，附加1.0mg/L的6-BA，0.2mg/L的NAA，将诱导出的枝条切分成带2个芽的茎段，垂直接种到增殖培养基上，培养30天左右。

③壮苗培养　采用1/2MS培养基，不附加任何激素。选取长度为2cm左右的茎段，接种到壮苗培养基上，培养约20天。

④生根培养　采用1/2MS培养基，附加0.5mg/L的IBA，把进行壮苗培养20天后的组织苗接种到生根培养基中，培养30天后即可进行炼苗移栽。

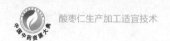

（5）炼苗移栽　试管苗是在恒温、恒湿、无菌及营养条件较好的环境下培育而成的，小苗娇嫩，适应力差，所以在移栽之前还要进行试管苗的驯化栽培。将长势一致的生根试管苗移栽至装满珍珠岩的塑料杯中进行锻炼，移栽成活后光照强度可逐渐增强，但避免强光直射，常保持基质湿润及较高空气湿度，每隔7天用0.1%～0.5%磷酸二氢钾和尿素喷施叶面。当叶片颜色深绿、幼茎稍木质化即可由塑料钵苗定植田间。

二、栽培技术

1. 选地

酸枣适应性极强，能耐碱、耐寒、耐瘠薄，但不耐涝，喜向阳、干燥的环境。野生酸枣主要生长在植被不甚茂盛的山地和向阳干燥的山坡、丘陵、山谷、沟边等，也能在土壤裸露的荒坡及石缝中生长，对土壤要求不高。酸枣育地应选择土层深厚、土质疏松、肥沃，靠近水源，排灌方便的壤土或砂壤土。定植地可选窝风向阳、干燥的荒山坡地，成片造林，亦可利用房前屋后、路旁、沟旁、地旁等地进行零星栽植。

2. 整地

于第一年12月前将圃地深翻30cm后整地，浇水，耙平，然后按长20cm，宽1.3cm，南北做畦，畦两边各筑宽30cm，高20cm的畦埂，每亩地施腐熟的农家肥5000kg，二铵20kg，过磷酸钙20kg，尿素15kg，钾肥10kg。

3. 播前拌种

为防治地老虎、蝼蛄等害虫的危害，播种前可用乙酰甲胺磷、敌克松等进行药剂拌种。

4. 浸种催芽

播前用30℃温水浸泡种子12～24小时，然后捞出控水，再与3倍的湿砂混合，置于背风向阳的地方盖膜催芽，种砂厚度10cm，保持温度在25～30℃之间，每天翻动两三次，喷水保湿，3～5天后约1/3的种子吐嘴露白，即可下畦。

5. 播种育苗

春播于3月下旬至4月下旬进行，秋播于10月下旬进行。按行距30cm开沟，深3cm，每隔7～10cm播种1粒，覆土2～3cm，用1500倍乙草胺喷洒后覆盖地膜。或用机器播种，在整好后，再用1500倍乙草胺喷洒，按每亩播量2～2.5kg进行宽窄行播种，宽行行距60cm，窄行行距30cm，株距10～15cm，播种深度3～4cm，每穴下种3～5粒，播后覆盖地膜。最后架设塑料拱棚，四周压严。

6. 定植

育苗1～2年，苗高约80cm即可定植，挖取生长健壮的苗木，须带宿土，剪去过长的根系。按2m×1m开穴，穴深、穴宽各30cm，挖好后施入适量的腐熟厩肥或土杂肥，上面盖一层表层肥土，然后栽苗，每穴1株，培土一半时，边踩边提苗，再培土踩实，浇足定根水。定植点要高出穴面15cm，防止雨后穴土下陷积水，再盖草保湿，以利成活。

7. 苗期管理

（1）放苗 酸枣核播种后20～30天便陆续出苗，酸枣仁播后一般七八天出苗。播种后应及时检查出苗情况，由于错位等原因，使酸枣苗不能在孔隙处出苗，此时需要进行放苗，同时随着破膜放苗，播种覆土厚度超过1cm的要及时扒土去土，以利于达到全苗出。当苗木长出2片真叶时，遇阴雨天去膜。

（2）间苗、定苗、补苗 当小苗长到三四片真叶时应当进行间苗，每穴留一株，有缺苗垄断的地方可留双株；当七八片真叶时定苗，条播每隔15～20cm留一株，穴播每穴留一株，缺苗的地方还可以用移苗器移苗补齐。

（3）中耕除草 酸枣苗生长期，长草部位的地膜上及时压土，可有效防治杂草危害，酸枣苗生长期必须及时清除杂草，以确保苗木的正常生长对养分、水分及阳光的需要，对间行或梗上的杂草进行人工清除，严禁使用各类除草剂。

（4）浇水施肥 苗高约10cm时，树苗幼嫩，扎根较浅，抗性较弱，应勤浇水抗旱，保持苗床湿润。七月上旬后，苗木生长进入旺盛期，每亩追施尿素或硫酸铵10kg，苗高30～40cm时，每亩追施厩肥1000kg，过磷酸钙15kg，施肥后及时浇水，也可叶面喷施。苗期管理全部实行高压滴灌，全年根据土壤墒情、苗木生长状况适时确定滴水数次，并适当漫灌促进根系往土壤纵深生长，以增加酸枣的抗逆性。

（5）打枣尖 当苗高50～60cm时打枣尖，以保证枣树苗粗度。

8. 定植后管理

（1）中耕除草 定植后，对大片造林地，郁闭前可在行间套种农作物或药材，实行以耕代抚；林木郁闭后，每年夏季5月上中旬中耕除草1次。带状造林地，每年在带内中耕除草3次。然后在行间翻耕，深约30cm，结合翻地施肥，每隔三四年1次。

（2）施肥　枣树苗对肥料反应的敏感性和需求量较高，必须加强配方施肥、科学施肥，指标如下：

①一至三年生枣树，氮磷钾比例为1.5∶1∶1，株施有机肥10～20kg、纯氮0.15～0.18kg、纯磷0.1～0.12kg、纯钾0.1～0.12kg。

②四至六年生枣树，氮磷钾比例为2.5∶1.6∶1，株施有机肥30～50kg、纯氮0.25～0.3kg、纯磷0.15～0.2kg、纯钾0.1～0.15kg。

③七年以上生枣树，氮磷钾比例为2.8∶1.6∶1，株施有机肥50kg以上、纯氮0.25～0.3kg、纯磷0.15～0.2kg、纯钾0.1～0.15kg。

（3）整形与修剪

①整形　移植或分株后，树干长至100～120cm高时，宜将顶端剪去，使酸枣树苗多发枝，同时剪去树根周围发出的幼枝，使主干明显，使周围无丛生枝条，以利树干生长，多结果实。三至四年龄结果母枝的结果能力显著下降，这是因为三至四年龄结果母枝处于树冠内部，通风透光能力差，影响结果。酸枣是喜光植物，必须进行合理的整形修剪，改善树冠内透光性，以提高坐果率，增加产量。对一些分枝很少的酸枣，可进行树形改造，把树干处1m以上的部位锯掉，使其多抽生侧枝，形成树冠。整形于每年春季进行，同时把针刺剪去，避免枝条被风摇动时将果实碰伤或碰落。

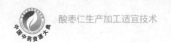

②修剪　于春季剪去拥挤枝、交叉枝、重叠枝、直立枝、徒长枝、老弱病虫枝，更新五年生以上的结果母枝，培育新枣头。

③环剥　酸枣花芽形成能力强，花多，但落花、落果严重，坐果率低，产量也低。为了提高坐果率，采用环状剥皮，可以提高产量1倍以上。环状剥皮宽度以0.5～0.6cm为宜，在离地面10cm高的主干上环切一圈，深达木质部，间隔0.5～0.6cm再环切一圈，然后剥去两圈间树皮。环剥后20天左右伤口开始愈合，1个月后伤口愈合面在70%以上。

9. 嫁接管理

嫁接树主要应做好树下管理、树上管理和病虫防治。

树下管理主要是清理嫁接树下杂草及未接的酸枣，6月上旬以后进行土壤追肥，一般株施果树专用肥或尿素等氮肥0.5～1kg，并及时浇水，或每隔10～15天叶面喷施0.3%尿素+0.1%磷酸二氢钾1次，连喷2～3次。

树上管理要点为：嫁接后及时剪除砧木上萌芽，嫁接半月后，检查成活情况，未成活的及时补接。当嫁接苗长到30cm以上时，结合解塑料条，把新梢固定在支柱上以防被风折断，在山区这一措施尤其重要。当新梢长至60～70cm时，进行摘心或短截定干，定干高度50～60cm，培养小冠疏层形或纺锤形树形。

嫁接树主要易受枣瘿蚊、枣黏虫、枣尺蠖、枣锈病等病虫为害，应及时喷药防治。

10. 常见病虫害及防治技术

（1）主要害虫的发生和危害特点

①枣芽象甲　枣芽象甲（俗称小灰象鼻虫）是酸枣早期生长阶段的主要害虫，

每年4月下旬酸枣萌芽时，成虫上树群食嫩芽和嫩叶，严重时能把枣树嫩芽啃光。该虫在陕北地区每年发生1代，以幼虫在土壤中5～15cm处越冬，翌年3月下旬化蛹，4月中旬出土羽化、产卵，4月下旬至5月下旬为危害盛期，6月上中旬幼虫孵化，之后陆续在树干周围入土越冬。

②酸枣尺蠖　酸枣尺蠖主要危害枣芽、嫩叶和花，严重年份能将叶片吃光，造成减产甚至绝收。该虫在本地每年发生1代，以蛹在树干周围10～20cm深的土中越冬，翌年4月中旬成虫开始羽化并在枝杈粗皮缝隙内产卵，4月下旬开始孵化成幼虫进行危害，5月上中旬是危害盛期，6月中下旬幼虫先后老熟入土化蛹越夏、越冬。

③枣瘿蚊　枣瘿蚊每年发生3～4代。以幼虫在树下土壤表层结茧越冬，翌年4月下旬至5月上旬，酸枣萌芽未展叶时，幼虫即在嫩叶内为害，造成卷叶，5月上中旬幼虫成熟，陆续从被害卷叶内脱出落地，在土中化蛹。6月中旬成虫羽化，成虫产卵于刚萌芽的嫩叶边缘，数粒至数十粒成片排列，幼虫危害花蕾及嫩叶。第3代幼虫一部分危害嫩叶一部分危害幼果。7月中下旬，幼虫在果内蛀食危害，老熟后在果内化蛹，再发生第4代，8月中下旬以后停止为害，幼虫老熟后落地入土中作茧越冬。

④桃小食心虫　桃小食心虫从酸枣开花期就开始危害，幼虫取食酸枣花蕾，降低坐果率。蛀果期危害主要在7月至8月中旬，蛀孔处留一白褐色小点，周围一团红色，并稍凹陷；幼虫蛀入果心，在酸枣核周围蛀食果肉，边吃边排泄，核周围都是虫粪，虫果外形无明显变化。后期虫枣出现早红，并稍凹陷皱缩，有的虫枣皱缩脱落。9月下旬至收获期间，此期酸枣果已接近成熟，在树上不易区别，采收时部分幼

虫尚未脱出。蛀入孔一般是个小褐点，果形不变。核周围1～3mm处果肉被食空，装满虫粪，形成"豆沙馅"。

⑤黄刺蛾　黄刺蛾主要危害叶片，初龄幼虫常群集在叶背面啃食叶肉，残留网状叶脉，长大后能将叶片全部吃光，仅留下叶柄和主脉。该虫在本地区每年发生2代，以幼虫在枝干上结硬茧壳化蛹越冬，翌年5月下旬开始化蛹，6月上中旬羽化为成虫，交尾产卵，8月上旬老熟幼虫结茧化蛹。第2代成虫在8月中下旬羽化并产卵，9月下旬至10月上旬幼虫陆续成熟，结茧越冬。

⑥枣黏虫　以幼虫危害叶、芽、花和果实。成虫为黄褐色或灰褐色的蛾子。老熟幼虫长约15mm，淡绿色至黄绿色，头红褐色至暗绿色，体疏生黄色短毛，4～8月为害，9月上旬钻入树皮裂缝中化蛹越冬。

（2）主要病害的发生和危害特点

①枣疯病　枣疯病也叫丛枝病、扫帚病、公枣树病，是枣树的毁灭性病害，感病枣树发育滞缓，枝叶萎缩，枣疯病呈现典型的黄化丛枝型病症，病原菌是一种植原体，存在于寄主的筛管和伴胞中，通过胞间连丝沟通传染。此外，叶蝉等昆虫是该病菌的自然传播媒介。发病后树体生长不良，分生细胞组织被破坏，大量营养被消耗，出现叶片黄化、小枝丛生等现象。

②酸枣锈病　酸枣锈病主要在清涧、佳县、延川、延长、宜川沿黄河一带的河滩及其支流河谷坡地发生，陕北地区一般7～9月降水量多，在多雨、高湿的气候条件下容易发生，病菌破坏叶片的组织结构，致使酸枣光合作用受阻，果实吸收营养

不畅，降低果实品质。

③枣缩果病　果实感病后，初期出现淡褐色斑点，进而外果皮呈水渍状土黄色，边缘不清晰，后期呈暗褐色，无光泽。病原菌靠昆虫、雨水传播。

（3）酸枣主要病虫害综合防治技术　酸枣仁在我国中医处方中使用率很高，酸枣果肉是各种营养保健食品的上好原料，因此，其病虫害防治必须要按照绿色食品的标准严格执行，要坚持"预防为主、综合防治"的植保方针，尽可能地优先考虑采用农业防治、生物防治方法，必要时配合使用高效、低毒、低残留、安全的化学农药。使用化学防治时，要根据当地的温湿度等指标做好病虫害预测预报，尽量在虫害发生前3～5天提前防治，在果实成熟采摘前15天禁止施用农药。

①农业及人工防治

加强酸枣园管理。结合铲除根蘖再生幼苗刨挖土壤，清除果园杂草及落果，破坏害虫的寄生环境，可降低尺蠖、桃小食心虫等害虫的危害程度。结合冬剪，剪除虫枝、虫茧和病果、浆果，刮除老树皮并集中烧毁。如秋季在主干基部束草或绑草绳，诱虫化蛹，集中烧杀；冬季刮除老树皮烧毁，除蛹灭虫。4月上旬在树干上扎一层塑料裙带，阻止枣尺蠖雌虫上树，并于每天清晨捕杀雌虫。

铲除病株。酸枣枣疯病病株是传染的病源，一旦发现病株必须及早铲除，并将树根刨净，带出园外挖坑并撒上生石灰深埋，以免传染其他植株。

人工捕捉。利用尺蠖幼虫的假死习性，当尺蠖幼虫1～2龄时，震摇酸枣树枝，使其吐丝下垂，人工杀灭；枣芽象甲成虫也有假死性，可震摇使其落地集中杀灭。

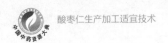

糖醋盆诱杀。在桃小食心虫和枣黏虫成虫期，在酸枣园内悬挂糖醋液盆诱杀成虫。

②生物防治　对螨类可用阿维菌类（如虫螨克150倍数）防治，酸枣尺蠖等食心叶虫可选用BT制剂200倍液进行防治。同时要注意保护利用草蛉、瓢虫等天敌昆虫和蜘蛛、青蛙及一些有益的鸟类，也可在鳞翅目害虫产卵期释放赤眼蜂来控制。

③化学防治　4月中旬枣芽象甲成虫开始出土时，可用25%对硫磷胶囊剂200～300倍液，喷洒树干及基部周围地面，或在树干基部80cm范围内撒施2.5%敌百虫粉剂等，毒杀上树成虫。

4月下旬至五月上中旬，酸枣发芽期，也是枣芽象甲成虫的发生盛期，可选择喷20%杀灭菊酯500倍液或50%辛硫磷100倍液防治。

6月，酸枣开始扬花期，桃小食心虫幼虫取食花蕾危害，必要时喷1.8%阿维菌素乳油5000～8000倍液，同时防治红蜘蛛等害虫。

酸枣尺蠖幼虫危害期间，根据虫情观测，在3龄前用50%对硫磷乳油100倍或75%辛硫磷乳油250倍液树上喷洒防治。

枣黏虫幼虫发生期，特别是在第1代化蛹期，喷溴氰菊酯5000～10 000倍液，或杀灭菊酯4000～6000倍液，或辛硫磷乳油1200～1500倍液灭杀。

秋季多雨时期，河滩、河谷坡地易发锈病，应提前预防，在8月中旬第一次喷药，9月中旬第二次喷药，药剂选用波尔多液或三唑酮均可。

8月中旬至9月上旬可用链霉100～140ml或DT500倍液喷雾防治枣缩果病。

野生酸枣自身生命力顽强，对病虫害的抗逆性较强，在野生状态下很少发生病虫害。而在大面积单一种植模式下，也会受周边农田病虫害的转移寄生危害，因此，酸枣园地的选择应当尽量远离大枣园和农田，同时要对周围农田病虫害进行密切观察，做好预防措施。在主要害虫危害期间，如果采用化学防治，应尽量在较小龄期进行防治，防治效果会更好。

三、特色适宜技术

1. 间作模式

为保证农民前期收益，可在幼树期和初果期枣园间作棉花、小麦等农作物，其中：三年生以下枣园以枣棉间作为主，三年生以上枣园以枣粮间作为主，以利于前期红枣生长和后期灌溉用水的调度和管理。间作枣园按行距4m、穴距0.25m播种，每穴种子2～4粒，每亩酸枣仁用量150g，播种时应保证播种带宽1.8m。苗期要根据苗木长势，及时定苗、补苗、除草、追肥、灌水、中耕，培育好苗、壮苗，力争85%以上枣苗达到嫁接标准。酸枣树苗长至2～4片真叶时按0.5m株距定枣树苗苗，0.5m内有枣树苗的每穴留单苗；苗高10cm时，每亩追尿素8kg、磷酸二胺5kg，间隔期一个月，连续追2～3次；苗高30cm时摘心促壮；入冬前沟施有机肥。

2. 无间作模式

多为种植大户、专业户或示范园，适合骏枣、金昌一号、冬枣，也可用于灰枣。按行距2m、穴距0.25m播种，每穴种子2～4粒，每亩酸枣仁用量300g，苗期管理、定苗标准与间作枣园相同。

3. 蹲苗

蹲苗是作物栽培过程中抑制幼苗茎叶徒长，促进根系发育的技术措施。其作用是促进植株根系生长健壮，提高植株抗旱、抗寒、抗病、抗倒伏等能力，协调营养生长和生殖生长。经实验证明，经过蹲苗的酸枣苗根系为健壮的侧根在直根的下部，多在地表20cm以下的土层中，而没有经过蹲苗的酸枣苗根系侧根多分布在浅地表层5～10cm处，或直根系与须根的生长关系不明。这表明蹲苗这项工作对促进酸枣苗的根系向下延伸生长至关重要。常用的方法是控制幼苗苗期肥水，使植株节间趋于粗短壮实而根系发达。另外，进行多次中耕，一方面可以切断土壤毛细水管，使表层土壤疏松干燥，下层水分保蓄良好，利于根系向纵深伸长；另一方面由于中耕切断了部分侧根，降低了植株吸氮和氮的代谢水平，使体内的碳水化合物积累增多，也有利于植株生长健壮，控制徒长。蹲苗时间的长短亦随气候、土壤水分、肥力以及作物长相长势等而有不同，蹲苗时间过长，会抑制植株的正常生长，影响生殖器官的分化；时间过短，则达不到预期的效果。

4. 保花保果

酸枣在自然状态下坐果率较低，且受天气影响严重，可采用一些人为措施促使其坐果率提高，增加酸枣产量。

（1）花期喷水　山区5月上旬至6月下旬，多干热风天气，降水少，易出现大量焦花现象。所以，当花开放5%时，开始在傍晚喷水，每株2～3kg，间隔3～5天，连喷3～4次，此方法能显著提高酸枣坐果率。

（2）花期喷生长激素和微量元素　在初花期和盛花期，各喷1次赤霉素、硼砂、稀土，能明显提高坐果率。以赤霉素最好，浓度10mg/kg，坐果率为对照组的2.5倍；其次是稀土300～500mg/kg，坐果率是对照组的1.8倍；再次是硼砂，浓度0.3%，坐果率是对照组的1.5倍。

5. 增进果实品质

在增进果实品质方面，主要采取以下措施，效果明显。

（1）疏果　壮树每个枣吊留1个果，弱树每3个枣吊留1个果。

（2）树盘覆草　花前进行果园覆草，覆草厚度15～20cm，注意距主干根茎20～30cm内不覆草。覆草时，适当增施氮素肥料，覆草后盖少量土，以免火灾和风刮，并且年年覆草不间断。

（3）实行"三摘"　于5月上旬对新生枣头、二次枝和枣吊进行摘心，打破茎尖生长极性，抑制枣头过旺生长，集中养分供应开花结果。

（4）铺反光膜　在果实着色前，在树冠下铺设反光膜，以利用反射光线增强树冠中下部的光照强度，促进果实着色和发育。

四、采收与产地加工

1. 采收时期

秋季当果实外皮呈红色时，即及时采收，采下成熟果实。不宜过早采收，因为种仁未成熟，出仁率低，质量差。

2. 加工方法

采回的果实趁鲜时除去皮肉，用水洗净枣仁晒干，再用专门加工机械压碎硬壳，簸取枣仁晒干，可供药用。通常6kg枣核可加工1kg枣仁。

酸枣仁快速去核法：取一口缸，内放清水约八分满，将枣仁置竹箩内，量为竹箩的60%，然后将箩放入缸内，轻轻搅拌，漂去上浮的杂质，同时利用核壳比重大的特性，使其自然下沉，将箩取出，捧取上层洁净的枣仁，另置。剩余枣仁按上法反复操作3~4次，至箩底基本为核壳为止。将上述酸枣仁及核壳分别晒干或低温干燥，置拣药台上，拣出枣仁，合并枣仁备用或炒用。加工过程见图3-1至图3-9。

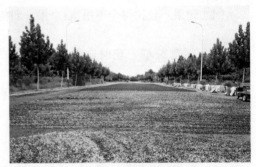

图3-1　晾晒的酸枣

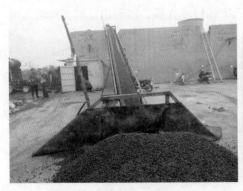

图3-2　酸枣通过传送带

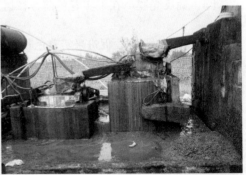

图3-3　酸枣脱果皮

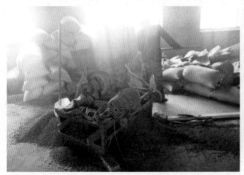

图3-4　酸枣核脱核

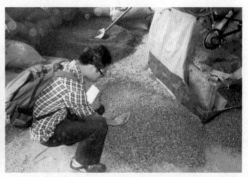

图3-5　脱核后的酸枣仁

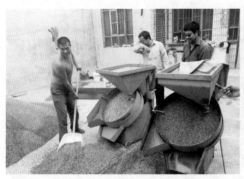

图3-6　脱核后初步机选

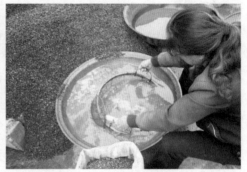

图3-7　漂酸枣仁

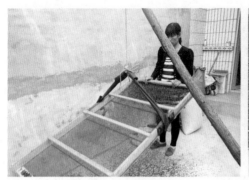

图3-8　精选酸枣仁

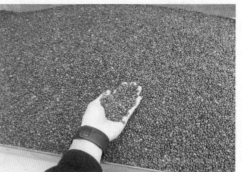

图3-9　酸枣仁成品

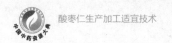

五、药材包装、储存、运输

1. 包装

包装前应再次检查药材是否完全干燥，并进一步清除异物。将检验合格的产品按不同商品规格用具内膜的编织袋密封包装。在包装袋上注明产地、等级、净重、毛重、生产日期、生产者、批号、生产单位等。

2. 储存

药材储存应符合NY/T1056-2006《绿色食品贮藏运输准则》的规定。仓库应具有防虫、防鼠、防鸟的功能；要定期清理、消毒和通风换气，保持洁净卫生；不应与非绿色食品混放；不应与有毒、有害、有异味、易污染物品同库存放；在保管期间如果水分超过14%、包装袋打开、没有及时封口、包装物破碎等，导致酸枣仁吸收空气中的水分，发生返潮、结块、褐变、生虫、走油等现象，必须采取相应的措施。

3. 运输

运输车辆的卫生合格，温度在16～20℃，湿度不高于30%，具备防暑、防晒、防雨、防潮、防火等设备，符合装卸要求；进行批量运输时应不与其他有毒、有害、易串味物品混装。

第4章

酸枣仁药材
质量评价

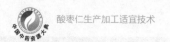

一、本草考证与道地沿革

1. 基原考证

酸枣仁始载于《神农本草经》中，被列为上品。"酸枣，味酸，平。主心腹寒热，邪结气聚；四肢酸疼，湿痹。久服安五脏，轻身延年。"由于《本经》中未明言是果实，还是种仁，故后世医家多有争论，入药有用果实者，也有单用种仁者。

汉代《名医别录》记载："酸枣，生河东川泽。八月采实，阴干，四十日成。棘刺实，主明目，心腹痿痹，除热，利小便。"该书只记载了酸枣的生境及药用部位，并未对酸枣原植物进行描述。

 南朝·梁陶弘景《本草经集注》记载："酸枣，今出东山间，云即是山枣树，子似武昌枣，而味极酸，东人啖之以醒睡，与此疗不得眠正反矣。"陶弘景根据自己的临床经验对其功效提出质疑。

唐代·苏敬《新修本草》："此（酸枣）即枣实也，树大如大枣，实无常形，但大枣中味酸者是。《本经》唯用实，疗不得眠，不言用仁，今用其仁补中益气。自补中益肝已下，为酸枣仁之功能。又于下品白棘条中，复云用其实，今医以棘实为酸枣，大误。"一度认为酸枣为枣树中结实味酸者，对酸枣来源的认识发生了混乱。另外注："今注陶云醒睡，而《经》云疗不得眠，盖其子肉味酸，食之使人不思睡，核中仁，服之疗不得眠。"明确指出，陶弘景所述有"醒睡"之功的是酸枣的果肉，而《本经》所载当为酸枣的种仁。

唐代·陈藏器《本草拾遗》中记载："蒿阳子曰，余家于滑台，今酸枣县，即滑之属邑也，其地名酸枣焉。其树高数丈，径围一、二尺，木理极细，坚而且重，其树皮亦细，文似蛇鳞。其枣圆小而味酸，其核微圆，其仁稍长，色赤如丹，此医之所重，居人不易得。今市之卖者，皆棘子为之。山枣树如棘，子如生枣，里有核如骨，其肉酸滑好食，山人以当果。"陈藏器对于酸枣的来源描述较为具体，明确了酸枣并不是枣中味酸的，而是一种灌木。

宋《开宝本草》："酸枣，陶云醒睡，而《经》云疗不得眠，盖其子肉味酸，食之使不思睡，核中仁服之疗不得眠，正如麻黄发汗，根节止汗也。此乃棘实，更非它物。若谓是大枣味酸者，全非也。酸枣小而圆，其核中仁微扁；大枣仁大而长，不类也。"明确指出，陶弘景所述有"醒睡"之功的是酸枣的果肉，而《本经》所载当为酸枣的种仁。《开宝本草》也是真正区分开了酸枣与大枣，其对酸枣果实的及种仁的描述与现代鼠李科植物酸枣果实种子形态一致。

宋代·苏颂《本草图经》记载："酸枣，今近京及西北州郡皆有之，野生多在坡坂及城垒间。似枣木而皮细，其木心赤色，茎叶俱青，花似枣花，八月结实，紫红色，似枣而圆小，味酸。"《本草图经》对于酸枣的植物形态描述详细，记述其表皮较细，木心红色，花似枣树花，八月份结果，果似枣，但较小，味较酸。其形态描述与现代鼠李科植物酸枣一致。

宋代·寇宗奭《本草衍义》记载："酸枣，小则为棘，大则为酸枣，其实一本。然此物才及三尺，便开花结子，但窠小者气味薄，本大者气味厚，又有此别。白棘

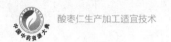

乃是酸枣未长大时枝上刺也，及至长成，其刺亦少，实亦大。故枣取大木，刺取小棘也，亦不必强分别尔。"明确表明了酸枣与棘乃为一种植物不同生长时期的不同形态而已。

明代，清代，乃至民国，涉及酸枣仁的本草著作，在基原植物或药材鉴别等方面未有更新内容。

现代的中药学、植物学著作，包括《中国植物志》《中华本草》等，利用现代科学技术，对酸枣仁原植物进行了科学分类和描述：酸枣仁为鼠李科植物酸枣*Ziziphus jujuba* Mill. var. *spinosa*（Bunge）Hu ex H.F.Chou的干燥成熟种子。酸枣属落叶灌木或小乔木，高1~3m，鼠李科枣属植物。老枝褐色，幼枝绿色。枝上有两种刺，一为针形刺，长约2cm，一为反曲刺，长约5mm。叶互生；叶柄极短；托叶细长，针状；叶片椭圆形至卵状披针形，长2.5~5cm，宽1.2~3cm，先端短尖而钝，基部偏斜，边缘有细锯齿，主脉3条。花2~3朵簇生叶腋，小形，黄绿色；花梗极短1萼片5，卵状三角形；花瓣小，5片，与萼互生；雄蕊5，与花瓣对生，比花瓣稍长；花盘10浅裂；子房椭圆形，2室，埋于花盘中，花柱短，柱头2裂。核果近球形，直径1~1.4cm，先端钝，熟时暗红色，有酸味。花期4~5月。果期9~10月。

综上所述，历史上对酸枣仁原植物的记载在唐宋之际曾发生过混乱，之后皆与现代鼠李科植物酸枣*Ziziphus jujuba* Mill. var. *spinosa*（Bunge）Hu ex H.F.Chou的形态特征一致。

2. 产地变迁

《名医别录》记载："酸枣，生河东川泽。"记载了酸枣产地"河东"，今山西省，并指明了其生境。

《本草经集注》记载："酸枣，今出东山间。""东山"为今苏州东洞庭山。

《蜀本图经》描述："今河东及滑州，以其木为车轴及匙箸等，木甚细理而硬，所在有之。八月采实，晒干。""河东"即今山西，"滑州"即今河南滑县一带。

《本草拾遗》载："嵩阳子曰，余家于滑台，今酸枣县，即滑之属邑也，其地名酸枣焉。"第一次记载了酸枣仁的道地产区，酸枣县即今河南省滑县一带。

《本草图经》云："酸枣，今近京及西北州郡皆有之，野生多在坂坡及城垒间。"说明酸枣当时在北方广泛分布，主要生长在山坡丘陵地带。

《本草衍义》："天下皆有之，但以土产宜与不宜。"

《宝庆本草折衷》："生河东川泽及滑州。及东山、陕西临潼，及进京西北州郡。今所在山野、坡坂及城垒间皆有之。"

《救荒本草》记载："出河东川泽，今城垒坡野间多有之。"

《本草蒙筌》："生河东川泽。"

《本草原始》："始生河东川泽，今近京及西北州郡皆有之。野生多在坂坡及城垒间。"

《药物出产辨》载："产直隶顺德府、山东济宁府，其产于邢台者最为悠久，奉为道地，称邢枣仁。"

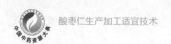

从古代本草文献记载中可知，酸枣仁主要产于河南、山西、山东、河北等长江以北地区，而其道地产区也从河南滑县变迁到河北邢台、山东济南等地。

《中药材商品规格质量鉴别》："主产于河北邢台、内丘、邯郸、承德、陕西黄陵、铜川、宜川，辽宁海城、风城、凌源、绥中，河南登封、密县、嵩县、洛宁。此外山西、山东、江苏、安徽、内蒙古有产。以河北邢台产量最大。"

《中华本草》："分布于华北、西北及辽宁、山东、江苏、安徽、河南、湖北、四川。"

《500味常用中药材的经验鉴别》："酸枣仁商品主要来源于野生资源。主要分布于长江以北地区。主产于河北邢台、内丘、沙河、临城、平山、赞皇、武安、涉县、平泉、宽城、兴隆、迁西、迁安、遵化、青龙、抚宁、卢龙；北京昌平、平谷、怀柔、密云、延庆；天津蓟县；河南鹤壁、林县、浚县、宜阳、嵩县、淅川；辽宁绥中、辽阳、凌源、朝阳、建昌等地。河北所产枣仁量大质优，尤以邢台产品为地道。"

《现代中药材商品通鉴》："主产于河北邢台、内丘、邯郸、承德及辽宁、内蒙古、山东、山西、河南、陕西、甘肃、宁夏、四川，以河北邢台产量最大。销全国各地及出口。"

《金世元中药材传统鉴别经验》："分布于河北、山西、河南、内蒙古、陕西、甘肃、山东等地。以河北邢台（旧称"顺德府"）产量大，质量优，又以内丘加工精细，所以为著名的顺德枣仁，属驰名的'道地药材'。"

综上所述，古代本草记载的酸枣仁产区与现代文献基本一致，主要产于河南、山西、山东、河北等长江以北地区，而其道地产区也从河南滑县变迁到河北邢台、山东济南等地。

3. 炮制方法

酸枣仁炮制最早见于南齐《刘涓子鬼遗方》，其中"白薇散用炒枣仁治疗不眠"。

南北朝时期《雷公炮炙论》中有"凡使，采得晒干，取叶重拌酸枣仁，蒸半日了，去尖皮了，任研用"。这是迄今见到最早关于酸枣仁净制要求去尖皮的记载。

宋代《小儿药证直诀》中记载要"去皮秤炒"。并且此时出现了大量炒制要求的记载，《太平圣惠方》中提到要"微炒""炒令香熟"，"凡使，先以慢火炒令十分香熟，方研破用"，并记载"胆虚不眠寒也，酸枣仁炒香"，指明了炒酸枣仁用于治疗胆虚失眠。《女科百问》有"酒浸去壳研"等法记载。

元代《丹溪心法》有"酒浸"的记载；《世医得效方》中云："酸枣仁微炒去皮"等，出现了用辅料炮制的方法。

明代《本草纲目》有"用仁，以叶拌蒸半日，去皮、尖"，"炒仁研汤服"的方法。除沿用前人炒法、酒浸、蒸制等法外，明代还有《普济方》"去皮隔纸炒"，"炒令香熟为度"，"浸去皮焙"的记载。《医方考》也有"酒浸半日，隔纸炒"等方法。《炮炙大法》提出炒后"勿隔宿"。《本草蒙筌要》言"胆实有热生用正宜，胆虚有寒炒用方妙"。指出了酸枣仁生品与熟品的不同用法。

到了清代，炮制方法及辅料应用逐渐增多，如：《本草新编》有"焯炒"，并指出"宁心志益肝胆，补中敛虚汗，祛烦止渴安五脏，止手足酸痛，且健筋骨……以

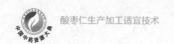

上治疗俱宜炒用，惟夜不能眠者，必须生用。"《本草从新》言："生用酸平，专补肝胆；炙熟酸温而香，亦能醒脾，炒香研。"《良朋汇集经验神方》有"炒研酒浸"。《幼科释迷》有"蚌粉炒"。《温热经纬》有"姜汁炒"。《得配本草》言："去壳，治不眠，炒用治胆热不眠，生用止烦渴虚汗，醋炒醒脾，临时炒用，恐助火，配二冬用。"《本草求真》则进一步说明"炒久则油枯不香，碎则气味俱失，便难见功"。《医家四要》云："敛汗治胆虚不眠，心神不定，生用入肝胆，炒熟入心脾。"

综上分析可见古代医家对酸枣仁炮制理论的认识归纳起来大致有三种：其一，生、熟酸枣仁均可治失眠，这是其原始意图，但在应用中各有所长。如在温剂中用炒酸枣仁，在清剂中用生酸枣仁，对肝胆虚热引起的失眠选用生酸枣仁；肝胆不足，心脾两虚所致失眠宜选用炒酸枣仁；其二，酸枣仁生、熟异治，生用治多眠而熟用则治不眠。这从宋代开始有记载；其三，认为酸枣仁生、熟异治，是将酸枣肉与酸枣仁的功效混淆所致。

1999年《中华本草》记载：①酸枣仁《雷公炮炙论》："去尖、皮了，任研用。"《瑞竹堂方》："去壳。"《普济方》："汤浸去赤皮"，"去壳研成膏"。现行，取原药材，除去杂质及核壳，洗净，晒干。②炒酸枣仁《圣惠方》："炒令香熟，捣细为散。"《本事方》："微炒去皮研。"《景岳全书》："泡，去皮，隔纸炒香。"现行，取净酸枣仁，置锅内，用文火加热炒至表面微鼓起，色微变深，有香气逸出时，取出放凉。用时捣碎。③焦酸枣仁取净酸枣仁，置锅内，用武火加热炒至红黑色，取出，放凉。④朱砂制酸枣仁去净酸枣仁加水喷湿，与朱砂拌匀，晾干，每枣仁500kg，用朱砂面10kg。

2001年《现代中药材商品通鉴》：①炒酸枣仁　取洁净的酸枣仁置锅内，用文火炒至外皮鼓起并呈微黄色，取出放凉。②焦酸枣仁　取洁净的酸枣仁置锅内，用武火炒至有五成变黑红色，取出放凉。

2015年版《中国药典》：①酸枣仁：除去残留核壳，用时捣碎。②炒酸枣仁：取净酸枣仁，照清炒法炒至外皮鼓起、色微变深。

以上历史沿革说明酸枣仁最早的炮制方法是炒制，炮制的原始意图是治疗不眠，后人逐渐在炒制的基础上增加了蒸制、加辅料炒，但是沿用较少，还是以炒制法为主流一直沿用至今。

二、药典标准

（一）药材

1. 来源

本品为鼠李科植物酸枣*Ziziphus jujuba* Mill. var.*spinosa*（Bunge）Hu ex H.F.Chou的干燥成熟种子。秋末冬初采收成熟果实，除去果肉和核壳，收集种子，晒干。

2. 性状

本品呈扁圆形或扁椭圆形，长5～9mm，宽5～7mm，厚约3mm。表面紫红色或紫褐色，平滑有光泽，有的有裂纹。有的两面均呈圆隆状突起；有的一面较平坦，中间有1条隆起的纵线纹；另一面稍突起。一端凹陷，可见线形种脐；另端有细小突起的合点。种皮较脆，胚乳白色，子叶2，浅黄色，富油性。气微，味淡。

3. 鉴别

（1）本品粉末棕红色。种皮栅状细胞棕红色，表面观多角形，直径约15μm，壁厚，木化，胞腔小；侧面观呈长条形，外壁增厚，侧壁上、中部甚厚，下部渐薄；底面观类多角形或圆多角形。种皮内表皮细胞棕黄色，表面观长方形或类方形，垂周壁连珠状增厚，木化。子叶表皮细胞含细小草酸钙簇晶和方晶。

（2）取本品粉末1g，加甲醇30ml，加热回流1小时，滤过，滤液蒸干，残渣加甲醇0.5ml使溶解，作为供试品溶液。另取酸枣仁皂苷A对照品、酸枣仁皂苷B对照品，加甲醇制成每1ml各含1mg的混合溶液，作为对照品溶液。照薄层色谱法（通则0502）试验，吸取上述两种溶液各5μl，分别点于同一硅胶G薄层板上，以水饱和的正丁醇为展开剂，展开，取出，晾干，喷以1%香草醛硫酸溶液，立即检视。供试品色谱中，在与对照品色谱相应的位置上，显相同颜色的斑点。

（3）取本品粉末1g，加石油醚（60～90℃）30ml，加热回流2小时，滤过，弃去石油醚液，药渣挥干，加甲醇30ml，加热回流1小时，滤过，滤液蒸干，残渣加甲醇2ml使溶解，作为供试品溶液。另取酸枣仁对照药材1g，同法制成对照药材溶液。再取斯皮诺素对照品，加甲醇制成每1ml含0.5mg的溶液，作为对照品溶液。照薄层色谱法（通则0502）试验，吸取上述三种溶液各2μl，分别点于同一硅胶G薄层板上，以水饱和的正丁醇为展开剂，展开，取出，晾干，喷以1%香草醛硫酸溶液，置紫外光灯（365nm）下检视。供试品色谱中，在与对照药材色谱和对照品色谱相应的位置上，显相同的蓝色荧光斑点。

4. 检查

（1）杂质　（核壳等）不得过5%（通则2301）。

（2）水分　不得过9.0%（通则0832第二法）。

（3）总灰分　不得过7.0%（通则2302）。

（4）黄曲霉毒素　照黄曲霉毒素测定法（通则2351）测定。

取本品粉末（过二号筛）约5g，精密称定，加入氯化钠3g，照黄曲霉毒素测定法项下供试品的制备方法，测定，计算，即得。

本品每1000g含黄曲霉毒素B_1不得过5μg，含黄曲霉毒素G_2、黄曲霉毒素G_1、黄曲霉毒素B_2和黄曲霉毒素B_1的总量不得过10μg。

（5）含量测定

①酸枣仁皂苷A　照高效液相色谱法（通则0512）测定。

色谱条件与系统适用性试验　以十八烷基硅烷键合硅胶为填充剂；以乙腈为流动相A，以水为流动相B；按下表中的规定进行梯度洗脱；蒸发光散射检测器检测。理论板数按酸枣仁皂苷A峰计算应不低于2000。

时间（分钟）	流动相A（%）	流动相B（%）
0～15	20→40	80→60
15～28	40	60
28～30	40→70	60→30
30～32	70→100	30→0

对照品溶液的制备　取酸枣仁皂苷A对照品适量，精密称定，加甲醇制成每1ml含0.1mg的溶液，即得。

供试品溶液的制备　取本品粉末（过四号筛）约1g，精密称定，置索氏提取器中，加石油醚（60～90℃）适量，加热回流4小时，弃去石油醚液，药渣挥去溶剂，转移至锥形瓶中，加入70%乙醇20ml，加热回流2小时，滤过，滤渣用70%乙醇5ml洗涤，合并洗液与滤液，回收溶剂至干，残渣加甲醇溶解，转移至5ml量瓶中，加甲醇至刻度，摇匀，滤过，取续滤液，即得。

测定法　分别精密吸取对照品溶液5μl、20μl，供试品溶液10μl，注入液相色谱仪，测定，用外标两点法对数方程计算，即得。

本品按干燥品计算，含酸枣仁皂苷A（$C_{58}H_{94}O_{26}$）不得少于0.030%。

②斯皮诺素　照高效液相色谱法（通则0512）测定。

色谱条件与系统适用性试验　以十八烷基硅烷键合硅胶为填充剂；以乙腈为流动相A，以水为流动相B，按下表中的规定进行梯度洗脱；检测波长为335nm。理论板数按斯皮诺素峰计算应不低于2000。

时间（分钟）	流动相A（%）	流动相B（%）
0～10	12→19	88→81
10～16	19→20	81→80
16～22	20→100	80→0
22～30	100	0

对照品溶液的制备　取斯皮诺素对照品适量，精密称定，加甲醇制成每1ml含0.2mg的溶液，即得。

供试品溶液的制备　取酸枣仁皂苷A（含量测定）项下的续滤液，作为供试品溶液。

测定法　分别精密吸取对照品溶液与供试品溶液各10μl，注入液相色谱仪，测定，即得。

本品按干燥品计算，含斯皮诺素（$C_{28}H_{32}O_{15}$）不得少于0.080%。

（二）饮片

【炮制】酸枣仁　除去残留核壳。用时捣碎。

【性状】【鉴别】【检查】（水分　总灰分）【含量测定】同药材。

炒酸枣仁　取净酸枣仁，照清炒法（通则0213）炒至鼓起，色微变深。用时捣碎。

本品形如酸枣仁。表面微鼓起，微具焦斑。略有焦香气，味淡。

【检查】水分　同药材，不得过7.0%。

总灰分　同药材，不得过4.0%。

【鉴别】【含量测定】同药材。

三、质量评价

在酸枣仁质量评价的研究中，经过科研工作者们不断探索，已经形成以化学、

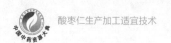

分析、药理、计算机等多种学科有机结合，以电泳、色谱、质谱、光谱等多种技术综合应用的质量控制手段，并且建立了较为完善的酸枣仁质量标准。现将近些年来在酸枣仁质量控制方面取得的成果总结如下。

1. 鉴别方面

在定性鉴别方面，不再局限于性状、显微特征和理化鉴别，薄层色谱的特征化学成分鉴别已经列入2010年版《中国药典》。除此之外现代分析技术在鉴别方面的应用表现出越来越显著的优势。李彦文等将红外光谱分析应用到酸枣仁与其伪品滇枣仁的鉴别研究中，发现在1800～960cm^{-1}波长范围内，二者的红外吸收图谱的峰数、峰位、峰形和峰强基本一致。而二者的红外导数光谱的峰数、峰强、峰谷等均有明显差异，可用于二者的鉴别。由于红外光谱的指纹特性、无需提取的快速分析过程以及吸收峰与分子结构直接相关性等特点，致使红外光谱在药材鉴定领域得到了广泛的应用。但是红外光谱在酸枣仁鉴定方面还没有建立系统的测定方法和较为全面的指标控制参数，在指纹图谱相似度评价以及指纹峰的指认方面，需要进一步研究。

陈振德等将高效毛细管电泳（HPCE）技术运用到酸枣仁鉴定研究中。通过对酸枣仁及其伪品进行蛋白质电泳分析，发现酸枣仁及其伪品的蛋白质高效毛细管电泳谱图具有显著的差别，此技术可作酸枣仁的鉴别方法。HPCE是继高效液相色谱法（HPLC）以后发展最为迅速的分离分析技术之一，具有操作简单、试样量少、分离速度快、效率高等特点，较中药分析中常用的HPLC有成本低、耗时少的优势，已经较为广泛地应用到了中药材的鉴别测定以及指纹图谱应用领域。例如，孙国祥等对冬虫夏草、银杏叶、地黄、牡丹皮、山茱萸、山药、射干、大青叶、连翘及金银花等药材，以及复方甘草片、苦碟子注射液及六味地黄丸等中药制剂进行了气相色谱（CE）分析或其指纹图谱研究，并得出结论：这些药材及制剂的CE指纹图谱具有专属性的鉴定意义。然而HPCE在酸枣仁鉴定方面的研究还处于起步阶段，在酸枣仁指纹图谱的建立以及定量分析方面存在空白。

2. 含量测定

随着酸枣仁药理作用的深入研究，已经确定了其药效物质基础。2010年版《中国药典》将斯皮诺素、酸枣仁皂苷A和B确定为酸枣仁检测的指标成分。并且随着分析手段和仪器的不断发展，关于酸枣仁的质量控制研究的热点逐渐由多指标成分含量测定，向指纹图谱整体评控方向转移。下面就将文献报道的酸枣仁含量测定方法总结如下。

（1）高效液相色谱法（HPLC）　HPLC因其灵敏度高、分离度好、分析速度快、分辨率高等优势，已经成为目前酸枣仁含量测定的主流分析方法。在测定工作中，多以^{18}C为固定相，与不同的检测器结合应用，发挥不同的作用。利用HPLC测定酸枣仁有效成分含量，已见文献报道的检测器有紫外检测器（UVD）、二极管阵列检测器（DAD）蒸发光散射检测器（ELSD）、质谱检测器（MSD）及其DAD—ELSD联用。UVD是HPLC应用最广泛的检测器，并且可以和其他检测器联用。利用该检测器建立的酸枣仁质量控制方法具有很好的应用推广意义。杜丽峰等利用Waters2487紫外检测器，在204nm波长处，采用乙腈–0.1%磷酸—水（36∶30∶34）

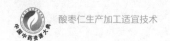

为流动相测定比较了延安、烟台、天水、贵阳等10个产地酸枣仁皂苷A、B的含量。

刘昌辉利用waters2489紫外检测器，采用乙腈—水进行梯度洗脱测定了山东、赞皇、安国、山西等不同产地的酸枣仁样品中酸枣仁皂苷A、B的含量，并进行了方法学考察，结果显示该方法可靠。DAD采用光电二极管作为检测元件，构成多通道并行检测，与普通紫外检测器相比，具有可获得分离组分的三维光谱色谱图、可优化检测波长、纯化检测峰、溯源化学成分等优势。刘魁等利用SPD—M20A二极管阵列检测器建立了酸枣仁皂苷A含量测定的方法，结果显示该方法简便、准确、重复性好，并对不同产地的酸枣仁药材进行指纹图谱研究。纪姝晶等利用Agilent1200型高效液相DAD检测器，测定分析了邢台产32个酸枣仁样品酸枣仁皂苷A、B的含量。因为酸枣仁皂苷A、B为末端吸收成分，采用UVD进行梯度洗脱时，基线易受干扰，可能影响检测精密度。ELSD为质量通用型检测器，可以弥补UVD检测的缺陷。张志斐等利用HPLC-ELSD检测建立了河北道地药材酸枣仁中皂苷类成分的指纹图谱，为河北道地药材指纹图谱的建立提供了研究基础。同时测定了酸枣仁中斯皮诺素、酸枣仁皂苷A、酸枣仁皂苷B以及白桦脂酸四种有效成分的含量，结果显示该方法灵敏度高、精密度好，可用于酸枣仁的质量控制。酸枣仁中黄酮类成分斯皮诺素在ELSD上响应较弱，在DAD上响应很强，而酸枣仁皂苷A、B在ELSD上的响应要大于在DAD上的响应。因此，闫艳等利用DAD-ELSD同时测定酸枣仁中斯皮诺素、酸枣仁皂苷A和B的含量，并且方法学考察结果优于HPLC-DAD和HPLC-ELSD，为同一检测条件下同时测定酸枣仁中多指标成分提供了新的方法。液质联用技术（LC-MS）一出现就受到高度青睐。

因为其不仅具有高灵敏度、高选择性的特点，而且具备能够提供分离组分结构信息的优势，大有取代单一色谱分析技术在中药有效成分测定领域应用的趋势。刘昌辉等建立了LC-MS/MS同时测定酸枣仁中斯皮诺素、酸枣仁皂苷A和B的方法，结果显示该方法专属性强、速度快、灵敏度高，可用作同时测定酸枣仁中斯皮诺素、酸枣仁皂苷A和B的新方法。然而LC-MS技术在酸枣仁质量控制方面的研究还不够深入，例如在LC-MS指纹图谱以及指纹峰指认方面还有进一步探索的空间。

（2）气相色谱法　气相色谱主要用于酸枣仁中脂肪油成分的分析分离。张志斐等利用气质联用技术建立了河北道地药材酸枣仁的指纹图谱，为科学评控酸枣仁的内在质量提供了新方法。综合分析仪器普及程度、检测成本、分析结果精密度等方面因素，利用ELSD对酸枣仁皂苷A、B的含量测定与利用UVD对斯皮诺素的含量测定，已经成为应用比较广的酸枣仁多指标成分质量控制的手段。

3. 指纹图谱

众所周知中药所含化学成分非常复杂，包括有效成分、辅助成分以及无效成分。中药的药效不是来自任何单一活性成分，而是来自多种成分的共同作用，所以中药材的质量评控模式只靠测定一个或几个指标成分是远远不够的。这也是制约中药未被国际社会广泛接受的关键因素之一。同样，在酸枣仁质量控制方面也存在着同样的问题。因此，酸枣仁色谱指纹图谱的研究已经成为酸枣仁质量控制研究的前沿和热点领域。闫艳等采用HPLC-DAD-ELSD，建立了多批山西不同产地的酸枣仁药材中皂苷类和黄酮类成分的指纹图谱共有模式，并利用"中药色谱指纹图谱相似度评价系统"软件进行数据处理，以共有峰与对照峰的比值进行聚类分析，结果显示，该方法能很好地控制酸枣仁药材的质量。张志斐等收集不同产地酸枣仁药材21批，建立了河北道地药材酸枣仁皂苷类成分HPLC-ELSD指纹图谱、黄酮类成分HPLC-UV指纹图谱和挥发油成分GC-MS指纹图谱，并对不同产地药材作了相似性比较，为有效控制酸枣仁的质量提供了依据。目前酸枣仁的色谱指纹图谱研究还处于初级阶段。关于全面系统地确认指纹图谱中的指纹峰以及指纹峰的药效相关性研究还未见报道。传统的HPLC-UV或ELSD技术很难对指纹峰进行全面系统的确认，而LC-MS技术具有能够提供分离组分结构信息的独特优势，因此关于酸枣仁的LC-MS指纹图谱模型的建立、指纹峰的确认以及"谱效关系"的研究将成为酸枣仁质量控制研究的新方向。

4. 不同炮制品、不同产地的研究

有研究报道，酸枣仁经炮制以后，其酸枣仁皂苷A、B的含量均高于生品；采用HPLC指纹图谱对比分析生、炒酸枣仁醇提物的差异，结果发现生、炒酸枣仁醇提物的中等极性部分的HPLC指纹图谱基本一致，推测其炮制前后成分的差别可能存在于极性强的水溶性部分或极性弱的脂溶性部分。不同产地因温度、光照、土壤、湿度等气候因素不同，导致同种中药材中次生代谢产物的积累也不尽相同，进而导致不同产地药材质量的差别。因此，研究酸枣仁不同产地的质量差别，对于保证药材质量，建立酸枣仁GAP基地是十分必要的。武延生等对不同产地的酸枣仁中酸枣仁皂苷A含量的比较研究发现，不同产地酸枣仁中酸枣仁皂苷A的含量存在明显差别，其

中河北邢台县产的酸枣仁中酸枣仁皂苷A的含量最高。闫艳对山西12个产地的酸枣仁

研究发现，山西西南和中部地区产的酸枣仁有效成分含量明显高于北部和东部地区，

说明酸枣仁的质量受气候、地理因素的影响较大。然而，关于酸枣仁GAP基地环境

因子的量化研究笔者还未见文献报道。孙思邈云："夫药采取，不知时节，不以阴干

暴干，虽有药名，终无药实，故不依时采取，与朽木不殊，虚费人工，卒无裨益。"

同时现代研究也发现采收时间对中药材次生代谢产物的累积有重要影响。因此，掌

握酸枣仁药材的适宜采收时间，对于保证其质量和临床用药的效能具有重要意义。

然而有关酸枣仁有效成分的动态积累与最佳采收期的未见文献报道。

四、有效成分的提取

1. 酸枣仁油的提取

通过正交实验设计，确定常规溶剂法提取枣仁油的最佳工艺为20倍的石油醚加

热回流2次，平均收率为29.28%；应用微波辅助得出酸枣仁油的最佳提取工艺条件：

提取温度为40℃，提取时间为5分钟，料液比为1：6。与直接加热提取法比较，微波

辅助提取时间明显的缩短，提取温度也比传统方法下降15℃，所用溶剂量也较低。

随着研究技术的发展，超临界CO_2应用于油脂的提取。酸枣仁油的超临界CO_2萃取工

艺（萃取压力30MPa，萃取温度35℃，分离压力12MPa，分离温度45℃，分离压力

6MPa，分离温度50℃）萃取酸枣仁油，具有收率高、组分多、提取温度低、时间短、

对油中成分破坏少，稳定性好等特点。

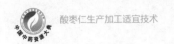

2. 酸枣仁总皂苷及皂苷A和B的提取纯化工艺

酸枣仁总皂苷的最佳提取工艺为8倍量的95%乙醇（pH值6.5）回流提取3次，每次90分钟；以酸枣仁皂苷A的含量和纯度为指标，采用正交设计优选酸枣仁皂苷的醇提工艺和大孔树脂纯化工艺，得到酸枣仁皂苷的醇提最佳工艺为用6倍量体积的80%乙醇回流提取3次，每次30分钟。HPD-100型大孔树脂纯化工艺为先用150ml 0.5%NaOH和150ml 30%乙醇依次洗去杂质，最后用50ml 70%的乙醇洗脱，酸枣仁皂苷A纯度可达17.9%，洗脱率达72.8%；分别以酸枣仁中总皂苷量、酸枣仁皂苷A，B总量、总黄酮量为检测指标对酸枣仁进行提取工艺优选。结果显示：以60%乙醇，8倍量提取3次，每次1.5小时为最佳提取工艺，其中因子乙醇含量和提取次数对检测指标均有显著性影响，提取时间和溶剂用量为不显著因素；采用正交试验的方法进行优选，用单波长反射法锯齿扫描（λ=632nm）测定酸枣仁皂苷A含量，结果显示最佳提取工艺药材6倍量体积分数为50%乙醇，回流提取3次，每次提取120分钟。

3. 酸枣仁总黄酮提取工艺

采用紫外分光光度法测定酸枣仁中的总黄酮，提出用24倍量70%乙醇提取2次，每次3小时，基本能将药材中的总黄酮提尽。王少敏认为热回流提取酸枣仁药材的最佳工艺为50%乙醇，8倍量溶剂，85℃提取2次，并于D-101大孔树脂柱，用水，25%、45%、70%、95%乙醇梯度洗脱，收集45%乙醇段洗脱液回收溶剂真空干燥后得酸枣仁总黄酮部位。

4. 酸枣仁多糖的提取

采用超声波提取酸枣仁多糖，最佳提取工艺条件为：料液比为1∶30（mg/ml），超声时间为30分钟，超升功率为240W，超声温度为70℃。

5. 其他成分提取方法

赖玲研究了酸枣仁中白桦脂酸的提取工艺，得出乙醇体积分数对提取物中白桦脂酸有显著影响，其他因素影响不显著，最佳提取工艺条件为3倍量95%乙醇热回流3次，每次提取2小时。

五、酸枣仁商品规格等级

目前通用的酸枣仁商品规格为《七十六种药材商品规格标准》，其中将酸枣仁按净度分为一、二等，详见表4-1。

表4-1　酸枣仁商品规格等级表

规格	等级	性状描述	
		共同点	区别点
酸枣仁	一等	呈扁圆形或略扁椭圆形，一面平坦或较平坦，另一面稍呈圆隆状突起。其一面或有一条隆起的纵线纹。断面内仁浅黄色，有油性。气微，味淡。无杂质、虫蛀、霉变	表面深红色或紫褐色，有光泽。饱满。核壳不超过2%，碎仁不超过5%。无黑仁
	二等		表面深红色或棕黄色，无光泽，较干瘪。核壳不超过5%，碎仁不超过10%

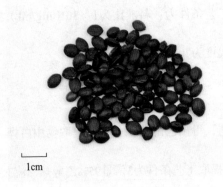
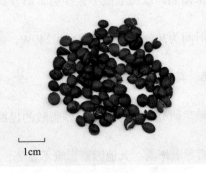

图4-1　酸枣仁一等品　　　　　　　　图4-2　酸枣仁二等品

六、常见伪品

1. 理枣仁

为鼠李科植物滇酸枣*zizyphus mauritiana* Lam．成熟种子。属于云南省地方习用品种，收载于2005年版《云南省药材标准》，资源丰富并且有较长的用药历史。味甘，性平。有宁心、敛汗等功效。主要用于虚烦不眠、惊悸、烦躁、虚汗等症。与酸枣仁的药用功效类似。在药品市场流通和医疗使用中，有的地方作为酸枣仁的代用品使用。种子呈扁球形或扁椭圆形，红棕色或黄棕色，有的具淡黄棕色斑点状花纹，有光泽，宽4～6mm，厚1～3mm。腹面平坦，边缘隆起，中间具1mm宽的纵棱；另一面隆起。种皮脆，内含黄白色种仁，富油性。气微，味微酸。

2. 枳椇子

为鼠李科植物枳椇*Hovenia dulcis* Thunb．的干燥成熟种子。收载于《卫生部药品标准中药材》（第一册），别名拐枣、木蜜、树蜜、鸡距子等。有养阴，生津、润燥、止渴、凉血等功效。市场上为酸枣仁的常见伪品，掺到酸枣仁里作药用。扁圆形，直径3～5.5mm，厚1.5～2.5mm。表面棕红色、棕黑色或绿棕色，有光泽，平滑或可见散在的小凹点，顶端有微凹的合点，基部凹陷处有点状种脐，背面稍隆起，腹面有一条纵行隆起的种脊。种皮坚硬，不易破碎，胚乳乳白色，子叶淡黄色，肥厚，均富油性。气微，味微涩。

第5章

酸枣仁现代
研究与应用

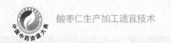

一、化学成分

酸枣仁的主要化学成分有脂肪酸类、皂苷类、黄酮类、生物碱类、多糖类、氨基酸类、甾醇类、微量元素等。

1. 脂肪酸

酸枣仁中含有超过32%的脂肪油，其中10-十八碳烯酸、十八烷酸、9，12-十八碳二烯酸、十六烷酸等脂肪油是其主要成分，占相对含量的60%以上，另外还包括脂肪酸类化合物，其组成为：棕榈酸15.04%，亚油酸12.77%，油酸36.73%，硬脂酸31.36%，花生酸4.11%。其中饱和脂肪酸占46.40%，主要是棕榈酸及硬脂酸，不饱和脂肪酸占54.60%，主要是油酸及亚油酸。

2. 皂苷类

酸枣仁皂苷为三萜类化合物，与人参、三七的皂苷类有效成分在结构上较为接近。酸枣仁皂苷一般分为两类：羽扇豆烷型三萜类化合物和达玛烷型三萜类化合物。其中羽扇豆烷型三萜类化合物包括白桦醋酸（Betulic acid），美洲茶酸（Ceanothic acid），麦珠子酸（alhpitolic acid），白桦醋醇（Betutin）。关于达玛烷型三萜类化合物的研究报道有很多，最早确定结构的是酸枣仁皂苷A（jujuboside A, 1），酸枣仁皂苷B（jujuboside B, 2），之后又陆续发现了酸枣仁皂苷A1（jujuboside A1, 3）、酸枣仁皂苷B1（jujuboside B1, 5）、酸枣仁皂苷C（jujuboside C, 4）、乙酰酸枣仁皂苷B（acetyljujuboside B, 6），原酸枣仁皂苷B（projujuboside B, 8）、原酸枣仁皂苷B1（projujuboside B1, 9）、原酸枣仁皂苷A（projujuboside A, 7）、酸枣仁皂苷D（jujuboside D）、酸枣仁皂苷H（jujuboside H, 11）。白焱晶等利用各种色谱法将酸枣仁化学成分进行分离，用波谱（IR, UV, MS, NMR）方法鉴定结构，并从酸枣的干燥种子中分离酸枣仁皂苷E（jujuboside E, 1）。王建忠等运用二维核磁共振谱和高分辨质谱，从酸枣仁中分离得到酸枣仁皂苷G（jujuboside G, 10）。

3. 黄酮类

斯皮诺素（spinosin），6-介子酰斯皮诺素（6-sinapoylsipinosin），酸枣黄素（zivugarin），6-阿魏酰斯皮诺素（6-feruloyspinosin），当药素（swertisin），2-*O*-葡萄糖基异当药素（2-*O*-glucoylisoswertisin），6-对香豆素酰斯皮根素（puerarin），异斯皮诺素（ispinosin），芹菜素-6-*C*-［（6-O-对羟基苯甲酰）-β-D-吡喃葡萄糖基（1→2）］-β-D-吡喃葡萄糖苷（apigenin-6-*C*-［（6-*O*-*P*-hydroxy-benzoyl）-β-D-glucopyranosyl（1→2）］-β-D-glucopyranoside），异牡荆黄素（isovitexin-2），葛根素（puerarin），6，8-二碳葡萄糖基芹菜素（vicenin-2），斯皮诺素鼠李糖苷（spinorhamnoside）。

4. 生物碱类

酸枣仁中的生物碱主要有环肽类和阿朴菲类生物碱两类。环肽类包括酸枣仁碱（sanjoinine）A、B、D、F、G_1。其中酸枣仁碱A即欧鼠李叶碱（frangufoline）。阿朴菲类生物碱包括酸枣仁碱（sanjoinine）E、K、Ia、Ib。其中酸枣仁碱E即荷叶碱（nuciferine），酸枣仁碱K即右旋衡州乌药碱（coclaurine），酸枣仁碱Ia即原荷叶碱

（nornuciferine），酸枣仁碱Ib即去甲异紫堇定（norrisocorydine）。此外还有其他生物

碱，如N–甲基巴婆碱（N–methylasimilobine）、木兰花碱（magnoflorin）、安木非宾碱

（amphibine）、酸李碱（zizyphusine）、酸枣仁环肽（sanjoinenine）、5–羟基–6甲氧基

去4甲阿朴菲（5–hydroxy–6–methoxynoraporphine）等。

5. 其他成分

酸枣仁中含有酸枣多糖，植物甾醇，阿魏酸，铁、钾、钙、铜、锌锰等微量元

素以及17种氨基酸，如天门冬氨酸、谷氨酸、甘氨酸、丝氨酸、亮氨酸、半胱氨酸、

异亮氨酸、组氨酸、苏氨酸等。

二、药理作用

1. 镇静催眠作用

酸枣仁水煎液及其皂苷、黄酮化合物、酸枣仁油等，均具有镇静催眠作用。实

验表明：①酸枣仁总皂苷给小鼠灌胃，连续5日，能明显减少小鼠自主活动次数，使

小鼠入睡潜伏期缩短，对苯丙胺所致小鼠活动增加也有对抗作用；②酸枣仁总黄酮

10～40mg/kg灌胃，可产生同样的镇静催眠作用，且呈一定的剂量依赖；③酸枣仁黄

酮碳苷30mg/kg尾静脉注射可显著减少小鼠的自发活动次数；④酸枣仁油14mg/kg或

0.35mg/kg灌胃给药，每天一次，连续给药3天，可使小鼠自主活动减少，可协同一

些镇静药延长小鼠的睡眠时间；⑤酸枣仁皂苷A大剂量对小鼠自主活动有明显抑制作

用。总之，经过实验和临床验证：酸枣仁的镇静催眠作用主要是影响慢波睡眠的深

睡阶段，使深睡时间延长，对慢波睡眠中的浅睡阶段和快波睡眠无明显影响，主要对中枢神经起到抑制作用。

2. 抗惊厥

酸枣仁水溶性提取物50ml/kg给小鼠灌胃，可显著对抗戊四氮引起的小鼠阵挛性惊厥次数及死亡率，对士的宁所致惊厥则仅能延长惊厥的潜伏期和死亡时间，但对死亡率无明显影响。

3. 增强免疫

酸枣仁多糖能增强小鼠细胞免疫功能，明显促进抗体生成。对放射性射线引起的白细胞降低有一定的保护作用，能增加单核巨噬细胞的吞噬功能，也能延长被^{60}Co照射小鼠的存活时间。酸枣仁提取物5g/kg灌胃，连续20天，能明显提高小鼠淋巴细胞转化值，小鼠溶血素生成也明显高于对照组，能明显增强小鼠巨噬细胞的吞噬功能，明显增加小鼠的迟发超敏反应并能拮抗环磷酰胺对小鼠迟发超敏反应的抑制作用。酸枣仁水提取液还具有明显的抗炎作用，能抑制小鼠腹腔、背部皮肤及耳廓毛细血管通透性，对大鼠后足蛋清性肿胀及大鼠腋下植入纸片产生的肉芽肿均有抑制作用。另外有研究表明，酸枣仁具有抗肿瘤作用，酸枣仁油以1.40ml/kg和0.35ml/kg剂量灌胃能明显延长艾氏腹水癌小鼠的生存天数，生命延长率大于50%。

4. 保护心血管

酸枣仁苷类还表现出对心血管系统有明显的保护作用，酸枣仁总黄酮和酸枣仁总皂苷可抗心肌缺血作用。酸枣仁醇提取物静脉注射或腹腔注射对垂体后叶素引起的心肌缺血均有对抗作用。改善心肌缺血性EGC的变化，并能减少缺氧缺糖引起的LDH的释放，对心肌细胞有保护作用。把酸枣仁总皂苷加入到大鼠的心肌细胞培养液中，浓度达33μg/ml时能明显减少缺氧缺糖、氯丙嗪和丝裂霉素C所致心肌细胞释放乳酸脱氢酶，在整体动物和细胞水平上均有抗心肌缺血作用。以酸枣仁总皂苷每天64mg/ml腹腔注射，连续20天，能明显降低正常饲养大鼠血清的胆固醇总量（TC）和低浓度脂蛋白胆固醇（LDL-C），显著升高高密度脂蛋白胆固醇（HDL-C）和高密度脂蛋白胆固醇第二组分（HDL2-C），提示酸枣仁总皂苷可能通过降低血脂和调理血脂蛋白构成对动脉粥样硬化（AS）的形成和发展有抑制作用。

酸枣仁油喂服53天，可明显降低日本种雄性鹌鹑高脂模型的三酰甘油（TG）、TC、LDL，肝脂肪变性亦明显减轻。酸枣仁成分阿魏酸亦有抗氧化和消除自由基，降血脂及心血管调节作用。酸枣仁水提物可抑制家兔的心率，其减慢心率作用与迷走神经兴奋以及α_1受体阻断作用无关。酸枣仁水提物对乌头碱、三氯甲烷、氯化钡诱发的实验动物心律失常有对抗作用。醇提取物静脉注射对氯化钡所致大鼠心律失常有对抗作用。

5. 增强学习记忆功能

以苯二氮䓬类为代表的镇静催眠药物通常具有严重的削弱学习记忆功能的副作用，据报道酸枣仁不但不会干扰小鼠的学习记忆功能，反而对其有加强作用。侯建平等采用跳台法及复杂水迷宫法观察酸枣仁对记忆获得障碍、记忆再现障碍小鼠及正常小鼠学习记忆能力的影响，发现酸枣仁可缩短正常小鼠在复杂水迷宫内由起点抵达终点的时间，减少错误次数，延长记忆获得障碍及记忆再现障碍模型小鼠的首次错误出现时间，并减少错误发生率。

6. 其他药理作用

（1）降压作用　麻醉大鼠静脉注射酸枣仁提取物可产生显著的降压效果。并通过实验说明其降压作用与心脏功能改变无关。因为其对心肌收缩力心率和冠脉流量均无影响。

（2）降血脂作用　经过实验表明，酸枣仁总皂普可显著降低大鼠TC和LDL-C，显著升高HDL-C和HDL-ZC，酸枣仁油可降低TLC、TG、LDC。

（3）耐缺氧作用　酸枣仁总皂苷对常压下缺氧和药物引起的缺氧均能显著延长动物存活时间。

（4）有降温、防烫伤和抗脂质过氧化作用　酸枣仁水煎液有降温作用，醇提取物具有防治烫伤作用。酸枣仁皂苷可提高超氧化物歧化酶（SOD）活性，对抗肝匀浆脂质过氧化作用。酸枣仁煎剂20g/kg灌胃，能够拮抗大肠杆菌内毒素致热小鼠超氧化物歧化酶（SOD）含量的下降，在全血与肝组织中用药小鼠SOD含量均明显高于模型组。总黄酮具有强烈的清除自由基作用，而总皂苷的作用不明显。白晓玲等发现道酸枣仁总皂苷能减少脑组织含水量及脂质过氧化物（MAD）含量，增强脑组织中的SOD活性，使乳酸含量下降，减轻缺血性脑损伤。

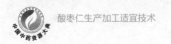

三、应用

1. 临床应用

（1）虚烦不眠，惊悸多梦　本品味甘，入心、肝经，能养心阴、益肝血而宁心安神，为养心安神之要药，尤适于心肝阴血亏虚、心失所养致虚烦不眠、惊悸多梦，常与知母、茯苓、川芎等同用，如酸枣仁汤（《金匮要略》）；治心脾气血亏虚，惊悸不安，体倦失眠者，常与黄芪、当归、人参等补养气血药配伍，如归脾汤（《校注妇人良方》）；治阴虚血少、心悸失眠、虚烦神疲、梦遗健忘、手足心热、口舌生疮、舌红少苔、脉细而数者，常与生地黄、五味子、丹参等药配伍，如天王补心丹（《摄生秘剖》）。

（2）体虚多汗　本品味酸能敛，有收敛止汗之效，常用治体虚自汗、盗汗，每与五味子、山茱萸、黄芪等益气固表止汗药同用。

（3）津伤口渴　本品味甘酸，有敛阴生津止渴之功，可用治津伤口渴者，常与生地黄、麦冬、天花粉等养阴生津药同用。

2. 现代医学应用

（1）神经衰弱　临床常用酸枣仁治疗以失眠、眩晕、耳鸣、盗汗等症状为主的神经衰弱症候群，且多与其他药配伍，如酸枣仁汤（酸枣仁、川芎、茯苓、知母、甘草），达到养血安神、清热除烦功效。以此为基础的复方酸枣仁汤，治疗129例神经衰弱患者，其中120例服药9～15剂后，主要症状减轻或消失，对失眠疗效较明显，并使部分患者食欲好转，体力精神得到改善。枣仁甘草合剂和酸枣仁粉分别用于60例和20例以失眠为主的神经衰弱或神经衰弱症候群患者，其中80%失眠症状得以改善。以酸枣仁为主，配以枸杞、橘络、五味子治疗神经衰弱的有效率在90%以上，病情较重者还可增加酸枣仁的用量。临床用单味酸枣仁研末吞服或单味药水煎服治疗失眠，同样收到良好疗效。也有人用耳穴贴酸枣仁治疗失眠症30例，其中显效9例，症状改善19例，无效2例。酸枣仁与生地黄、丹参、柏子仁、远志等配伍治疗失眠心悸、耳鸣；与黄芪、党参、五味子配伍治疗自汗；与地骨皮、生地黄、浮小麦、白芍配伍治疗盗汗，也都获良效。

（2）失眠　用酸枣仁汤加味治疗失眠28例，头痛头晕加天麻、白芍，心烦心慌加栀子、麦冬，痰湿加法半夏、远志，气虚加党参、黄芪，胁痛口苦加郁金、柴胡，口燥咽干，舌红少苔加生地、玄参。临床治愈（睡眠正常或夜间睡眠在6小时以上，睡眠深，醒后精力充沛）13例，显效（睡眠明显改善，睡眠时间增加3小时以上）6例，有效（症状减轻，睡眠时间较前增加不足3小时）5例，无效（症状无改善）4例，总有效率85.7%。用活血化瘀安神法治疗失眠50例，临床用血府逐瘀汤合酸枣仁汤煎服，治愈28例，好转17例，有效率90%。

（3）更年期综合征　百合酸枣仁汤（百合、酸枣仁、五味子、当归、茯神）配合针灸治疗更年期综合征取得较好疗效。

（4）抑郁症　抑郁症是一种常见的情感性精神障碍，以显著而持久的心境低落为主，并有相应的思维和行为改变。用酸枣仁汤治疗因肝血虚、肝气失养，而见精神沮丧、频频叹息、虚烦少眠之抑郁症疗效显著。

（5）狂躁　用酸枣仁汤加减治疗脑出血急性期狂躁症32例，药用酸枣仁、茯苓、知母、黄连、大黄、甘草水煎服。临床治愈5例，显效8例，有效9例，无效2例，死亡8例，总有效率68.8%。

（6）焦虑障碍　用酸枣仁汤加减治疗广泛性焦虑障碍30例，肝气不疏者加柴胡、郁金、白芍；郁而化热者加栀子、丹参；痰浊明显者加石菖蒲；心悸怔忡者加牡蛎、龙骨；失眠甚者加远志、浮小麦、大枣；肝肾阴虚者加生地黄、五味子、百合等。临床痊愈3例，显效4例，有效5例，无效3例，总有效率80%。

（7）室性早搏　以逍遥散合酸枣仁汤为主方，气虚明显者加黄芪、黄精；胸闷严重者加郁金、枳壳；气阴两虚者加党参、麦冬；阳虚痰湿型加桂枝、半夏，治疗女性室性早搏40例，显效（症状和体征消失，精神、食欲、大小便正常，早搏消失或较原来减少75%以上）22例（55%），有效（症状明显减轻，体征改善，但因各种诱因，病情时有反复，但较治疗前病情有所减轻，早搏较原来减少50%～75%）14例（35%），无效（经2个月以上治疗，症状和体征无缓解，精神、食欲、体力无好转，早搏无变化或较前增多）4例（10%）。以酸枣仁汤为主方，热盛者加川连，高血压头晕者加天麻、黄芩、甘菊，喘咳者加瓜蒌、川贝，心阳虚脉结迟无力者加附子、肉桂。结果显效46例，有效29例，无效9例，总有效率为89.28%。

（8）心血管神经官能症　用酸枣仁汤合金铃子散治疗心血管神经官能症65例，均取得较好疗效。

（9）各种疼痛症　临床报道，酸枣仁治疗头痛、胁痛、胃痛、四肢痛、腰痛都有较好效果。且发现用酸枣仁治疗虚证痛作用优于实证，而以夜间痛效果更好。治疗效果与用量有关，小剂里镇痛效果不佳，甚至无效，每次用量大于15g即可见明显效果。①偏头痛：用酸枣仁汤治疗由于肝阴不足、虚火上亢而致的偏头痛，药用酸枣仁、知母、茯苓、川芎、天麻、生草。患者服药后症状明显减轻，连服5剂后症状完全缓解。②三叉神经痛：以酸枣仁汤加白芍、菊花治疗因带状疱疹病毒蚀伤经络，肝之阴血不足，失其调达之性，脉络郁滞不和而致的三叉神经痛，效果显著。③紧张性头痛：用酸枣仁汤加减治疗因紧张而引起的头痛68例。肝肾阴虚者，加服杞菊地黄丸；伴气虚者，加党参、黄芪；伴血虚者，加当归、白芍；心悸失眠者，加栀子、百合；肝阳上亢之高血压者，去甘草，加川牛膝、菊花、石决明；夹痰湿者，去甘草、大枣，加法半夏、橘红、胆南星。临床治愈47例，显效13例，好转8例，总有效率100%。

（10）皮肤病　用酸枣仁汤加减治疗因精神紧张、情绪激动、饮酒等原因导致的胆碱性荨麻疹、神经性皮炎、手脚多汗症等皮肤科疾病效果满意。用自拟益威羌防四物酸枣仁汤治疗难愈性荨麻疹，取得良好疗效。

（11）男科病证　用酸枣仁汤治疗因房劳过度、损耗肾精、肝肾阴亏的血精症；肾虚肝旺之阳强症；肝阴不足、虚火扰心、心肾不交、肾关不固的遗精症均取得满意效果。以酸枣仁汤为主治疗早泄63例，效果显著。

（12）先天性非溶血性黄疸　用酸枣仁汤治疗临床表现为心烦失眠多梦、目黄、

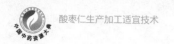

小便黄、舌质红苔薄黄、脉弦细无力等先天性非溶血性黄疸，观察5例，患者血胆红素下降，黄疸消失。

（13）盗汗　用酸枣仁汤治疗因心虚不固的盗汗证疗效显著。

（14）梅尼埃病　用酸枣仁汤治疗突发剧烈眩晕、伴耳鸣、听力减退、恶心呕吐等症状及体征的梅尼埃病55例。临床治愈（眩晕耳鸣症状消失，听力恢复正常，随访2年无复发者）33例，占60%，显效（眩晕耳鸣消失，1年内有复发者）20例，占36%，有效（眩晕耳鸣症状有改善，但无临床治愈）2例，占4%。总有效率100%。

（15）嗜酸证　用酸枣仁汤治疗临床表现为喜食酸食、欲饮食醋、嗜酸迫切的患者，说明其肝阴不足，故选酸枣仁汤加当归、白芍、五味子以养肝血，补肝阴，疗效显著。

（16）其他　用酸枣仁汤合导赤散治疗素有下焦湿热或性病后余热未清之性病恐惧症30例，其中痊愈24例，好转4例，无效2例，总有效率93.3%。用酸枣仁汤治疗因惊恐过度而致肝肾气虚之夜游、梦中惊叫等疑难杂病，取得良好效果。临床经验表明，酸枣仁汤对阿尔茨海默病伴有的夜间谵妄有改善作用。用此方治疗夜间谵妄2例，取得满意疗效。

3. 食疗与保健

（1）酸枣仁粥　酸枣仁末15g，粳米100g。制作时，先将粳米倒入砂锅，加水适量，煮至粥将熟时，加入酸枣仁末再煮片刻即可。此粥有益气和中、养心安神、固表敛汗之功，尤适用于心脾两虚、气血不足所致的心悸失眠、少寐多梦、烦躁不安，伴自汗或盗汗者，建议每日一剂，于早晚分服，可常服。

（2）百合枣仁汤 鲜百合50g，酸枣仁15g。把酸枣仁放入锅中，加入适量清水，用大火煮沸后转小火煎煮，再放入百合直到煮熟即可去渣食用。此汤具有滋阴降火、养心安神的功效，适用烘热汗出、心悸失眠等体内有虚火的女性服用。

（3）枣仁甘草汤 酸枣仁15g，炙甘草10g。制作时将酸枣、甘草放入沙煲，加水适量，煎煮1小时，滤取汤汁即得。此汤有益气养血、安神定志之功。用于心血亏虚、神不守舍所致的夜寐不安、失眠多梦者，也适用于妇女更年期综合征等。建议每日一剂，于夜间10点钟一次顿饮，可连饮一个月。

（4）枣仁参须茶 酸枣仁15g，红参须5g，红茶3g。制作时，先将枣仁、红茶共研细末备用，再将红参须单放入沙煲，加水适量，以文火煎煮2小时。用时以参汤冲泡后饮服。此茶有大补气血、养心健脾、宁神安志之功。尤适于中老年人烦躁不宁、心悸失眠、多梦健忘、肢体倦怠者。建议每日一剂，分两次饮服，可连续饮用两周。

（5）龙眼枣仁饮 酸枣仁10g，芡实12g，桂圆10g，白砂糖适量。制作时，首先将酸枣仁捣碎，用纱布袋装，再将芡实加水500ml，煮半小时之后加入龙眼肉和炒砂仁，再煮半小时，取出酸枣仁，加适量白砂糖，滤出汁液。此饮具有养心安神、益肾固精的功效。常用于夏季失眠。

（6）保健品 以酸枣仁为配方的保健品在市场上很多，如组方为百合、酸枣仁、莲子、山药、牡蛎、茯苓、甘草、枸杞子、白果的百合枣仁胶囊，具有镇静安神、固精健脾、补气养血之功效。用于失眠、神经衰弱、抑郁症等。以酸枣仁、益智仁、枸杞子、桂圆为主要原料制成的保健品睡王酸枣仁茶，常用于神经倦怠、失眠、健忘、多梦、肾虚腰酸、头晕乏力者，对于抑郁性失眠、神经性失眠、顽固性失眠有一定的调节改善作用。且此保健品为非催眠产品，对人体不会造成依赖性，无任何毒副作用。

4. 酸枣叶的应用

酸枣叶含有丰富的矿物质、蛋白质、维生素，如维生素B_1、维生素B_2、维生素C以及三萜烯酸、氯原酸、黄酮类化合物等药用成分。酸枣树大多为野生状态，纯天然、无公害，制成的茶叶为绿色健康饮品。酸枣叶茶汤色黄绿明亮、香味醇厚，叶底碧绿匀齐，入口绵滑，初感较涩，而后略感甜润，回味无穷，具有安神、助睡眠、降血压等保健作用。除了单纯的酸枣叶茶外，还可配以花茶、大枣、枸杞、黄芩、蜂蜜等调配成营养健康茶。酸枣叶茶制作过程如下：

（1）适时采叶。加工酸枣叶茶以嫩叶及芽为佳，采摘时间以4～6月为宜，采叶过晚，叶片嫩度不够，则不宜加工。

（2）采回的鲜叶剔除杂质，并及时加工处理，不可久置。如一时加工不完，应将嫩叶平摊在阴凉、清洁、通风、气温低于25℃的室内，厚度不超过10cm，以防发热变质。

（3）及时杀青。杀青的炒锅为倾斜式，锅温在200℃左右，方法与制茶叶杀青类似。也可用沸水杀青，即将嫩叶放入沸水中5～10分钟，捞出冷却即可。

（4）揉捻成形。杀青后的叶摊开，待稍凉后用手紧握成团，在木板上向前推滚，使叶呈细条状。揉时要掌握好技巧，用力要"轻—重—轻"地向一个方向推滚，至手握紧叶子后再放开，叶能自然松散即可。

（5）烘炒干燥。炒制分初炒和复炒。初炒是将揉捻过的叶子放入锅内，用双手或小木板压在锅内滚炒，并不断搅拌使叶子受热均匀。这样反复进行，经烘炒15～20分钟，有刺手感时取出摊凉，让其回潮变软。复炒是将摊凉的叶子再倒入锅内，以文火加热，搅拌均匀，炒至叶片烫手为止。再整理包装。

5. 酸枣果肉的应用

酸枣果肉含有丰富的营养物质，包括多种维生素、有机酸、矿物元素、可溶性多糖和多种三萜类化合物，具有很高的保健功效，且酸枣果肉有浓郁而独特的酸味，是很好的清凉饮料的加工原料。可以自制多种饮品。如①酸枣仁乳：将水浸提过滤粉碎的酸枣仁，加入牛奶、白砂糖等，制成酸枣仁乳饮料，该饮料具有辅助治疗失眠的作用。②酸枣果醋：将酸枣打浆酒精及醋酸发酵后，加入蜂蜜等调制成酸枣醋饮品。酸枣果醋中富含多种有机酸及多酚类物质、黄酮类化合物和多种挥发性风味化合物，对超氧阴离子的清除能力很强。③酸枣果酒：用热水浸提酸枣果肉，得到浸提液之后加入酿酒高活性干酵母发酵，40天后用壳聚糖澄清酸枣果酒，在不断优化浸提和发酵条件后，酿制出了营养物质保留较多，口感好的酸枣果酒。另外将酸枣果肉晾干后磨成粉可制成酸枣面，在河北省邢台地区酸枣面是一种传统美食。

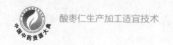

四、市场动态及前景分析

1. 历年价格走势

（1）稳定期　1997～2002年间，酸枣仁价格在25元/千克上下波动，其中在2000年6月时上升到34元，但在此高价位仅持续了三个月，之后又很快下降至25元/千克左右，以相对平稳的价格运行到2002年（图5-1）。

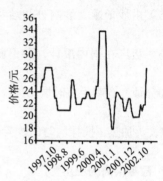

图5-1　1997～2002年间酸枣仁价格变化趋势

（2）震荡上升期　2003～2008年间，酸枣仁价格波动较大，上升之后往往伴随一定幅度的下降，但整体在震荡中上升。2003年至2005年，价格从31元/千克上升至65元/千克，之后又下降至40元/千克，直到价格发展到2008年的55元/千克。

2009～2011年间，酸枣仁价格震荡频繁，上升幅度较大。价格从55元/千克升至120元/千克。2012年短暂的下降之后，从2012年10月份，酸枣仁价格开始一路上升，至2013年4月份，突破200元/千克，甚至高达255元/千克（图5-2）。

（3）相对稳定期　酸枣仁价格经过大幅上升之后，从2014年产新后价格便相对稳定在160元/千克左右（图5-3）。相对于前两年的超高价格，此时的酸枣仁行情虽迅速下降，但其价格也在之前价格高点之上，说明酸枣仁的需求、生产、流通等各环

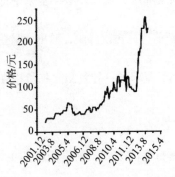
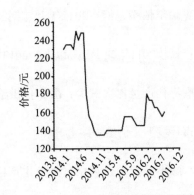

图5-2　2003~2013年间酸枣仁价格变化趋势　　图5-3　2014年至今酸枣仁价格变化趋势

节因素已经发生了质的变化，其正处在一个新的历史时期。

2. 酸枣仁价格变化分析

酸枣仁主要是作为药用，占总需求量的80%左右。随着对酸枣仁研究的进一步深入，酸枣仁除了以传统饮片的形式入药之外，大量中成药的研发应用增加了其使用频率，如酸枣仁颗粒、枣仁安神胶囊、天王补心丹、强心丸、酸枣仁合剂、安神补脑片、定心丸、通心络胶囊等。其次酸枣仁还有其他的消耗途径，如食用、出口及作为新疆防风固沙林的种子等，但占比较小。而酸枣大都为野生品种，资源虽分布广泛，但并未增加，甚至有逐年减少之势。且酸枣的产量主要受气候影响，"旱枣子涝栗子，不涝不旱收柿子"，目前尚未找到影响酸枣挂果的原因和规律，可能与其习性有关（酸枣喜光，耐旱，耐寒、怕涝）。通过观察，酸枣挂果率多少影响到连续两年丰产或欠收，酸枣产量的大小年直接决定了酸枣仁价格的不稳定性。如酸枣仁从2012年产新开始后价格开始上升，主要是气候导致酸枣减产，酸枣仁供需出现缺口。

酸枣耐旱怕涝，但在2012年开花期间，产区频繁降雨，使当年酸枣坐果率低，酸枣仁产量较2011年减少15%以上；2013年酸枣产新前产区再次降雨，酸枣大量落果，当年酸枣仁产量再次减少，酸枣仁供给量远远小于需求量，导致酸枣仁价格在低迷的药市环境下，仍然一路上升。

酸枣采收的过程中，部分主产区采用割树打枣的方式，对资源破坏更为严重，从而酸枣资源的面积连年减少，致使酸枣仁价格连年攀升。

酸枣仁的生产除酸枣坐果率不稳定外，其生产也存在人为因素影响，酸枣仁的主要加工成本包括采摘和加工费用。酸枣采摘费工耗力，随着物价水平的提高，劳动力工值逐年上升，加上产地劳务人员的输出锐减，农村人口老龄化加重，导致酸枣产区的生产能力逐步下降。酸枣仁的加工费工费时，直接导致酸枣仁成本价居高不下。

酸枣仁价格还受其流通情况的影响，如酸枣仁在2010年底至2011年初价格曾升至110元/千克上下，2011年在中药材整体大环境萎靡的影响下，加之当年酸枣仁产量较大，该品行情也随之下滑，在相对的低价中，该品库存得到了良好的消化，到产新前期其市场库存已经明显减少。对于酸枣仁这种库存薄弱，2012年又减产严重的品种，从8月底开始产新后，价格就稳步上涨，一些商家便开始囤积货源，致使酸枣仁市场流通减少，价格高升。加之2012年的再度减产，酸枣仁价格一直居高不下。随着2014年酸枣仁的丰收，产新后行情开始逐步下滑，囤积商和加工户们面对巨额的亏损，只能选择继续存放，希望再次迎来涨价的机会，因此近两年酸枣仁的库存是没有得到完全消化的，这样一来，实际外销的量并不大，反而积攒了库存，所以年酸枣仁价格并没有回落到合理的价位。

而产于广西及进口的枣仁并不是酸枣仁，而是理枣仁，是酸枣仁的一种伪品，前些年一直在市场上大量流通以满足日益增长的需求量。近两年随着药材市场的整顿，这些理枣仁出现严重滞销，这从侧面导致了酸枣仁的涨价。

酸枣仁质量好也是导致其价格上涨的原因，往年酸枣抢青严重，而且农户在加工的时候导致大量枣核感染了霉菌，影响枣仁质量。但自2015年酸枣仁价格回落以来，整体市场低迷，酸枣没有抢青，成熟度比较高，故酸枣饱满、出仁率高，但是产量不大，因此酸枣仁价格又小幅度上涨。

3. 后市分析

酸枣仁其产量受到诸多环境因素的影响，加之其用量的增加和一些人为因素，导致其价格居高不下。近两年酸枣产量较稳定，且在当前整体药市不太景气的大环境下，酸枣仁价格不会有较大幅度的上涨。但酸枣仁采收费时费力，且加工成本较高，奠定了该品种的高价位基础，因此酸枣仁行情也不会走低，预计未来酸枣仁价格波动将稳定在5%的范围内。

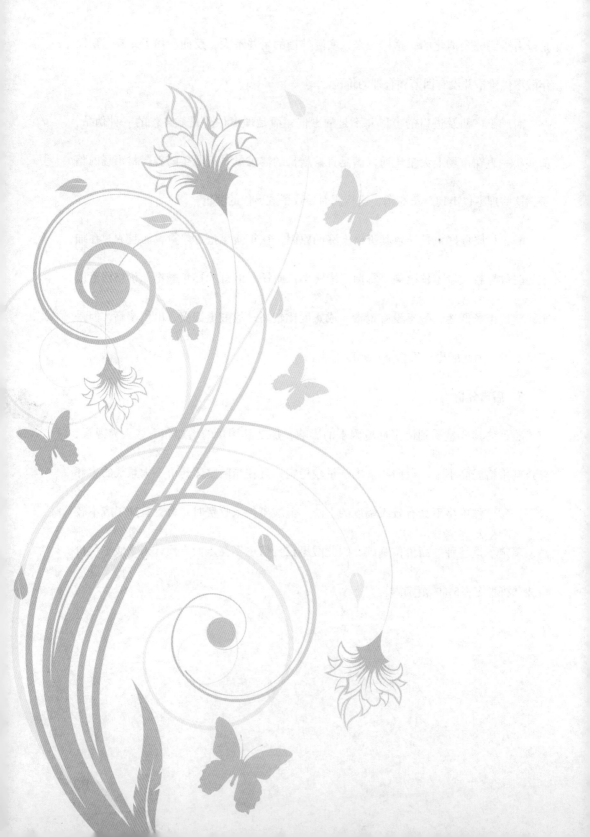

参考文献

[1] 国家药典委员会. 中华人民共和国药典（一部）[M]. 北京：中国医药科技出版社，2015.

[2] 中国科学院中国植物志编辑委员会. 中国植物志. 第四十八卷 [M]. 北京：科学出版社，1996.

[3] 陈士林. 中国药材产地生态适宜性区划 [M]. 北京：科学出版社.

[4] 周汉蓉. 中药资源学 [M]. 北京：中国医药科技出版社，1993.

[5] 钟赣生. 中药学 [M]. 北京：中国中医药出版社，2012.

[6] 国家中医药管理局《中华本草》编委会. 中华本草（第八卷）[M]. 上海：上海科学技术出版社，1999.

[7] 国家医药管理局. 七十六种药材商品规格标准 [M]. 北京：中华人民共和国卫生部，1984.

[8] 王志敏. 酸枣的种植技术 [J]. 农民致富之友，2015：188.

[9] 刘志友，宁丰. 塔里木河下游酸枣覆膜滴水补墒节水种植技术 [J]. 新疆农业科技，2011，（2）：29.

[10] 周鹏翔. 酸枣的人工种植 [J]. 新农业，1987：25.

[11] 赵玉秀. 酸枣土、肥、水及花果主要管理技术 [J]. 农业开发与装备，2016，（6）：119.

[12] 王志敏. 酸枣的种植技术 [J]. 农民致富之友，2015：188.

[13] 武怀庆. 酸枣栽培技术及病虫害防治 [J]. 农业技术与装备，2014：62-63.

[14] 程奇，张琦，王合理. 酸枣直播建园的枣树树形与整形修剪技术 [J]. 落叶果树，2014：48-50.

[15] 李萍. 野生酸枣嫁接技术 [J]. 现代农村科技. 2014：47.

[16] 耿大伟，王金平，张前东. 丘陵山地气候条件对林果种植的影响及对策建议——以长清区野生酸枣嫁接为例 [J]. 山东省农业管理干部学院学报，2009：55-56.

[17] 刘启明. 陕北酸枣主要病虫害及综合防治技术 [A]. 中国园艺学会干果分会，第八届全国干果生产、科研进展学术研讨会论文集 [C]. 中国园艺学会干果分会，2013：3.

[18] 王英慧. 直播酸枣建园当年管理技术 [J]. 新疆农垦科技，2013：11-12.

[19] 王雨，古丽先，李华西. 酸枣苗嫁接后管理技术要点 [J]. 农村科技，2011：48.

[20] 崔向东. 野生酸枣的无性快繁技术 [J]. 林业实用技术，2011：27-28.

[21] 王僧虎，石晓云，张雪辉，等. 酸枣栽培技术 [J]. 现代农村科技，2011：42.

[22] 崔向东. 野生酸枣资源选优与快速繁殖技术研究 [J]. 安徽农业科学，2011：4464-4466.

[23] 高永强. 酸枣昆虫群落多样性分析及主要害虫防治技术研究 [D]. 西北农林科技大学，2010.

[24] 颜丙芹. 酸枣仁加工技术的改进 [J]. 农产品加工，2009：26-27.

[25] 崔向东. 野生酸枣嫩枝扦插技术研究 [J]. 安徽农业科学，2009：3563-3565.

[26] 王秋萍. 酸枣保健茶加工技术 [J]. 科学种养，2009：54.

[27] 侯登武，张芳，熊泽娥，等. 干旱地区穴播酸枣仁嫁接枣树育苗技术研究 [J]. 陕西林业科技，

2008：45-48.

［28］李焕普. 酸枣的栽培技术［N］. 中国中医药报，2006：（007）.

［29］陈晖. 野生酸枣的利用及人工栽培技术［J］. 中国农村小康科技，2006：34-35.

［30］唐浩银，陈海峰，姜红霞，等. 酸枣的快速育苗技术［J］. 新疆农业科技，2005：25.

［31］邵学红，王振亮，张金香，等. 太行山区野生酸枣资源再造成林技术［J］. 山地学报，2005：381-384.

［32］时明芝，杨思超. 酸枣仁直播培育枣苗的技术研究［J］. 河北林果研究，2003：345-347.

［33］孟祥红，孙义成，王路，等. 山区酸枣嫁接冬枣开发技术研究［J］. 河北林果研究，2001：369-371.

［34］林建峰. 酸枣仁的播种育苗技术［J］. 山西林业科技，2001：48.

［35］张怀礼，张红梅. 酸枣叶制茶技术［J］. 河北农业科技，2001：45.

［36］李爱平，张广宇，王晓江，等. 野生药用植物——酸枣生物学特性及繁殖技术研究初报［J］. 内蒙古林业科技，2000：29-32.

［37］刘翠云，张小红，马洪明. 酸枣微繁技术的研究［J］. 西北植物学报，1995：301-306.

［38］李晓东，杨培民，齐立红. 酸枣仁炮制前后有效成分的比较分析［J］. 山东中医杂志，1999：33-34.

［39］王朝顺. 酸枣仁炮制的历史沿革与现代药理的研究［J］. 中医药研究，1997：57-59.

［40］刘翠云，张小红，马洪明. 酸枣微繁技术的研究［J］. 西北植物学报，1995：301-306.

［41］潘秀琴. 酸枣仁炮制沿革浅析［J］. 实用中医内科杂志，2004：542-543.

［42］于定荣. 微波炮制决明子、酸枣仁的实验研究［D］. 湖南中医学院，2004.

［43］王和平，李艳凤，张晓燕. 酸枣仁炮制的历史沿革及现代研究［J］. 中医药信息，2004：21-23.

［44］刘薇，李明华，余坤子，等. 中药酸枣仁的真伪鉴别方法研究［J］. 药物分析杂志，2015，（09）：1629-1634.

［45］李俊卿. 酸枣仁及其伪品理枣仁、兵豆、枳椇子的鉴别［J］. 光明中医，2014：491-493.

［46］吴荔芬. 酸枣仁与理枣仁的鉴别［J］. 海峡药学，2013：69-70.

［47］刘建，哈里木拉提. 酸枣仁的性状鉴别［J］. 中国现代中药，2008：44+49.

［48］陈俊明. 酸枣仁及3种伪品的鉴别［J］. 海峡药学，2005：104-105.

［48］耿欣，李廷利. 酸枣仁主要化学成分及药理作用研究进展［J］. 中医药学报，2016：84-86.

［50］张秋红，于姗姗，岳路路. 一测多评法同时测定酸枣仁的多个成分含量［J］. 中国执业药师，2016：13-17.

［51］杨军宣，张毅，吕姗珊，等. 超临界-CO_2萃取酸枣仁皂苷类成分的研究［J］. 中成药，2015：899-902.

［52］王茜，张艳强，杨艳婷，等. 酸枣仁的化学成分及应用研究进展［J］. 黑龙江医药，2015，（02）：259-261.

［53］陈科先，赵丽梅，嵇长久，等. 酸枣仁中的黄酮碳苷类成分研究［J］. 中国中药杂质，2015：1503-1507.

［54］张巧月，杨浩天，史贺，等. HPLC-MS法同时测定酸枣仁中9种成分［J］. 中草药，2015：123-127.

［55］王文凯. 生、炒酸枣仁相伍抗抑郁作用机制及相伍后化学成分变化研究［D］. 黑龙江中医药大学，2014.

［56］张野，杨世海. 酸枣仁总黄酮成分的提取工艺及其含量分析［J］. 人参研究，2012：28-30.

［57］张军安，陈波. 顶空固相微萃取-气质联用分析酸枣仁挥发性成分［J］. 中药材，2012：235-240.

［58］任燕萍. 酸枣仁有效成分的提取及其药理作用研究［J］. 海峡药学，2011，（12）：89-91.

［59］李秋玲，王二丽，郭素华. 中药酸枣仁镇静催眠化学成分及药理作用［J］. 天津药学，2010：59-61.

［60］李慎欧. 酸枣仁有效成分的提取工艺研究［D］. 河北农业大学，2009.

［61］曹琴，王凯伟. 中药酸枣仁的化学成分研究［J］. 药学实践杂志，2009：209-210、213.

［62］张雪，丁长河，李和平. 酸枣仁的化学成分和药理作用研究进展［J］. 食品工业科技，2009：348-350.

［63］彭善祥. 酸枣仁的化学成分及其药理活性的研究结果［J］. 中国医药指南，2009：46-47、21.

［64］郭慧. 酸枣仁质量控制研究［J］. 河北中医学报，2017：35-39.

［65］王贱荣，张健，殷志琦，等. 酸枣仁的化学成分［J］. 中国天然药物，2008：268-270.

［66］贡济宇，赵启铎，史立. 酸枣仁脂肪油的提取工艺及成分研究［J］. 长春中医学院学报，2003：87.

［67］宁宏. 中药酸枣仁的药理作用及现代临床应用［J］. 内蒙古中医药，2017：98.

［68］马骁. 浅析酸枣仁药理作用研究［J］. 生物技术世界，2013：87.

［69］胡明亚. 酸枣仁的药理作用及现代临床应用研究［J］. 中医临床研究，2012：20-22.

［70］张琨，王越，刘春梅，等. 酸枣仁药理作用及新用途［J］. 黑龙江医药，2010：247.

［71］陈莺，陈少玫. 酸枣仁汤临床应用及药理实验研究进展［J］. 山西中医，2014：41-43.

［72］史圣华，莫日根. 酸枣仁汤的临床应用进展［J］. 内蒙古中医药，2007：43-44.